第 2 版

The Entrance to Dermatopathology

皮肤组织病理学入门

——皮肤科医生的必备知识

主 编　高天文　廖文俊

编 委　刘玲　刘宇　王雷

Editors–in–Chief　GAO Tianwen　LIAO Wenjun

Editors　　　　　LIU Ling　LIU Yu　WANG Lei

U0235496

人民卫生出版社

图书在版编目（CIP）数据

皮肤组织病理学入门：皮肤科医生的必备知识/高天文，廖文俊主编.—2版.—北京：人民卫生出版社，2018

ISBN 978-7-117-26221-7

Ⅰ.①皮…　Ⅱ.①高…②廖…　Ⅲ.①皮肤病-病理学　Ⅳ.① R751.02

中国版本图书馆 CIP 数据核字（2018）第 040598 号

| 人卫智网 | www.ipmph.com | 医学教育、学术、考试、健康，购书智慧智能综合服务平台 |
| 人卫官网 | www.pmph.com | 人卫官方资讯发布平台 |

皮肤组织病理学入门
——皮肤科医生的必备知识
第 2 版

主　　编：高天文　廖文俊
出版发行：人民卫生出版社（中继线 010-59780011）
地　　址：北京市朝阳区潘家园南里 19 号
邮　　编：100021
E - mail：pmph @ pmph.com
购书热线：010-59787592　010-59787584　010-65264830
印　　刷：中农印务有限公司
经　　销：新华书店
开　　本：889×1194　1/16　印张：11
字　　数：317 千字
版　　次：2007 年 10 月第 1 版　2018 年 4 月第 2 版
　　　　　2022 年 6 月第 2 版第 6 次印刷（总第 7 次印刷）
标准书号：ISBN 978-7-117-26221-7/R·26222
定　　价：96.00 元

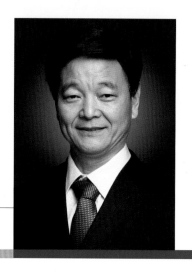

主编简介　高天文 教授

高天文　教授、主任医师。1955 年生于云南禄劝，1983 年在第四军医大学获学士学位，1992 年在第三军医大学获博士学位，1994 年在美国 JWCI 接受 2 年博士后训练。1997—2011 年担任西京医院皮肤科主任。兼任过中华医学会皮肤性病学分会副主任委员、中华医学会美学与美容学分会副主任委员、中国医师协会皮肤科医师分会副会长、中华医学会皮肤性病学分会皮肤病理学组组长、中国医师协会皮肤科医师分会病理亚专业主任委员、中华医学会皮肤性病学分会白癜风研究中心首席专家等职。先后主持包括国家自然科学基金重点项目在内的国家级课题 14 项，发表学术论文 500 余篇，其中 SCI 论文 130 余篇，主编及副主编专著 15 部。发现并命名一种新疾病"外伤后细菌性致死性肉芽肿"，入选 2001 年中国医药科技十大新闻。获省部级科学技术或医疗成果一等奖、二等奖各 2 项。专业特长：白癜风、黑素瘤、皮肤组织病理。

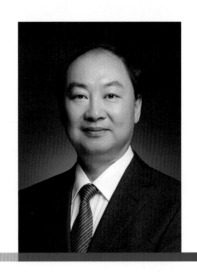

廖文俊 教授

廖文俊 教授、主任医师。1984 年毕业于第三军医大学，获学士学位，1998 年毕业于第四军医大学并获病理学与病理生理学博士学位，2000 年在广州中山大学医学院完成博士后训练。曾负责完成的科研课题：①硬皮病患者皮肤基质生物学研究；②以角朊细胞做靶细胞进行基因转染、基因表达的实验研究；③幽门螺杆菌基因工程疫苗的研制；④ Wnt 信号转导通路在恶性黑素瘤发病机制中的作用。获得过国家自然科学基金 2 项、陕西省科技进步一等奖、教育部提名的国家科学技术奖（自然科学一等奖）、中华医学科技奖三等奖及广东省科学技术二等奖各一项。以第一作者或通讯作者在 SCI 及统计源期刊上发表学术论文及文献综述 100 余篇。主编专著 2 部。现兼任陕西省医学会皮肤科分会常委、西安市医学会皮肤科分会副主任委员、中国医师协会皮肤病理亚专业组副主任委员、陕西省麻风防治协会常务理事、中华医学会皮肤性病学分会遗传病学组委员等职。专业特长：免疫性皮肤病、结缔组织病、皮肤血管炎、皮肤组织病理。

编　委

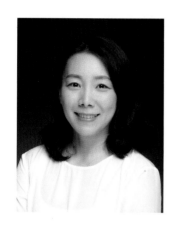

刘玲，讲师，主治医师，四川籍。2009 年获博士学位，导师高天文教授。2016 年在美国托马斯杰斐逊大学皮肤生物学系学习一年。发表 SCI 论文 24 篇，其中以第一作者在 JID 发表论文 3 篇。专业特长：色素性皮肤病、皮肤病理、遗传性皮肤病。

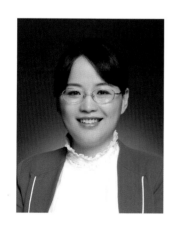

刘宇，主治医师，讲师，山西籍，博士在读。导师高天文教授。2016 年参加在美国芝加哥举办的第 53 届美国皮肤病理年会。专业特长：皮肤病理，皮肤肿瘤，遗传性皮肤病。

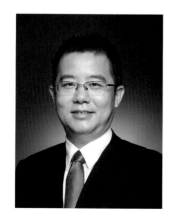

王雷，医学博士，主治医师，讲师。1979 年出生于湖北省团风县，1997 年考入第四军医大学，2007 年在刘玉峰教授指导下获得皮肤病与性病学博士学位。2002 年开始在高天文教授指导下学习皮肤病理学，2010 年在日本札幌皮肤病理研究所木村铁宣医师指导下进修皮肤病理 6 个月。目前负责第四军医大学西京皮肤医院皮肤病理诊断与西京皮肤医院住院医师规范化培训工作，任中华医学会皮肤性病学分会皮肤病理学组工作秘书。在皮肤病理专业领域发表英文论文 28 篇，擅长皮肤肿瘤的病理诊断。

再版前言 皮肤组织病理学入门

经过长达 15 年的反复修订，终于将《现代皮肤组织病理学》的第 2 版《实用皮肤组织病理学》交出版社。本想休整些时日再战，然而尚未缓过神即接到朱学骏教授的电话，要求尽快修订本书——《皮肤组织病理学入门——皮肤科医生的必备知识》（第 2 版）作为住院医生培训教材之用。与朱教授心有灵犀，对内容的修订思路几乎完全一致，即删除原来"高不成低不就"的第 4 部分诊断线索，换为 50 种最具代表性的疾病，使初学者只需花半个月左右的时间，在掌握了皮肤病理的基本知识后，进而掌握最常行皮肤病理检查的 50 种疾病，为进一步学习《实用皮肤组织病理学》等打好基础。对其他部分的修订主要是替换上一版中质量略差的图片，对文字做了些小的修改。

感谢刘玲及刘宇两位编委兼秘书承担了本版修订主要工作，感谢科室同事们从各方面给予的支持和帮助，感谢朱学骏教授的指点。诚请读者继续提出宝贵意见和建议以便改进。

第四军医大学西京皮肤医院

高天文　廖文俊

2018 年 1 月

第1版前言

《现代皮肤组织病理学》出版已近6年，读者纷纷要求尽快出版附图片的第2版。第2版的准备工作已进行了3年多，我们在大纲及文字方面做了较大修订，图片采集相关工作也已齐备。但由于该书的图片过多，考虑到不便翻阅及皮肤病理初学者的实际需要等原因，我们特将有关皮肤的正常组织结构、皮肤病理的基本概念、皮肤组织病理的特殊染色几部分分离出来，作为姊妹篇单独出版。

该书将有别于国内外已出版的类似专著，以图片为主，用精练的文字阐明各种基本皮肤病理概念。其内容不仅是学习皮肤病理必须掌握的基础，也是每个皮肤科医生均应掌握的基本知识。

本书的编写主要是为初学者的教学之需，重点突出基础知识，深入浅出、简洁明了、图文并茂，适合年轻的皮肤科医师和皮肤病理学初学者。笔者相信此书可以引领初学者，在短时间内通过自学即可掌握皮肤病理学的基本概念，进而掌握数十种具有特征性的皮肤病的病理诊断，达到事半功倍的效果，并为进一步深入学习皮肤组织病理诊断打下坚实的基础。

全部病理切片由第四军医大学西京医院皮肤科病理室余梅红技师制作，模式图由皮肤科网络室付冠军在王胜春副教授指导下完成，特予致谢。

在本书及即将出版的《现代皮肤组织病理学》第2版中，作者尽一切努力追求完美，力图向读者奉献两本精品，但限于水平，可能仍存在这样那样的问题及不足，诚心诚意地恳请读者提出宝贵意见和建议以便改进。

第四军医大学西京医院全军皮肤病研究所

高天文　廖文俊

2007年6月

Preface in the First edit

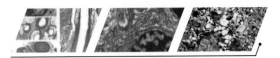

This Entrance to Dermatopathology is the sister book of second edition of the Current Dermatopathology. It is a handbook on the dermatopathological characteristics of skin disorders.

The book is very good for the beginner, since it explains the profound things in a simple way. In addition, it is brief in text and with a majority of pictures. We hope this handbook can lead the learner to master the basic concept of dermatology and couples of dermatopathologocal diagnosis of skin diseases in a relative short time and get twice the result with half the effort.

We have tried our best to make it perfect; however, it is possible that there are some problems in this book due to the limitations in our knowledge. We expect advice and suggestions from all the readers.

GAO Tianwen M.D, Ph.D& LIAO Wenjun M.D, Ph.D

June 2007

目 录 皮肤组织病理学入门

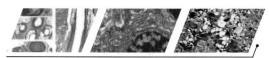

特殊染色（characteristic staining）/ 89

代表性疾病（typical entities）/ 112

1 正常皮肤的组织结构和炎症细胞
（structure of normal skin and inflammatory cells）

1.1 皮肤的基本组织结构（structure of skin）

1.1.1 正常皮肤组织（normal skin）

皮肤被覆于人体表面，与外界环境直接接触，是人体的第一道防线，在解剖学和生理学上均具有重要作用。皮肤由表皮、真皮和皮下组织构成（图 1.1.1.1）。皮肤中有毛、指（趾）甲、皮脂腺和汗腺，是胚胎发生时由表皮衍生的附属结构，称皮肤附属器（skin appendage）或表皮附属器（epidermal appendage， epidermal adnexa）。此外，皮肤内还有丰富的血管、淋巴管、肌肉和神经（图 1.1.1.2）。

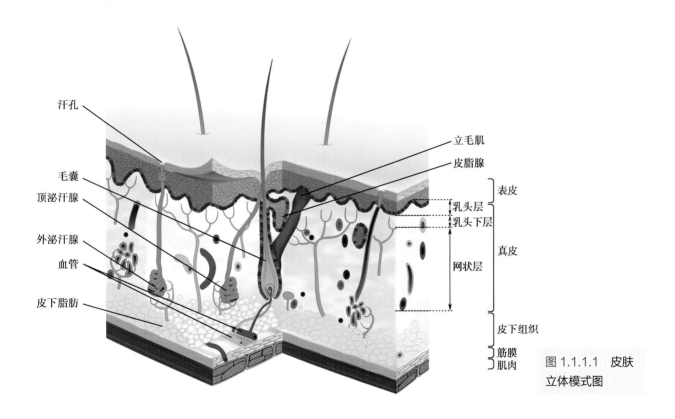

汗孔

立毛肌
皮脂腺

表皮
乳头层
乳头下层

毛囊
顶泌汗腺

真皮
网状层

外泌汗腺
血管

皮下脂肪

皮下组织

筋膜
肌肉

图 1.1.1.1 皮肤立体模式图

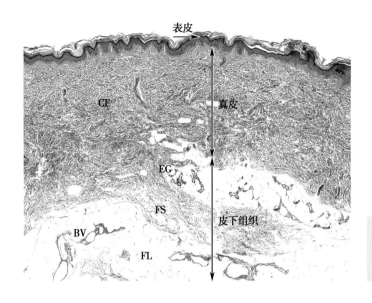

图 1.1.1.2　HE 染色正常皮肤全层
BV：血管；EG：外泌汗腺；FL：脂肪小叶；FS：脂肪间隔；CF：胶原纤维

1.1.2　表皮（epidermis）

　　人正常表皮（epidermis）由终末分化的复层鳞状上皮（stratified squamous epithelium）组成，主要是由上皮细胞（epithelial cells）和树突状细胞（dendritic cells）组成（图 1.1.2）。上皮细胞来源于外胚叶，其发生和分化的最终阶段是形成含有角蛋白的角质细胞，故又称角质形成细胞。树突状细胞主要包括黑素细胞和朗格汉斯细胞。

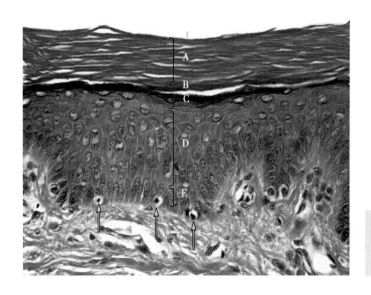

图 1.1.2　HE 染色正常表皮
A、B、C、D、E 分别代表角质层、透明层、颗粒层、棘层及基底层。箭头示黑素细胞

1.1.2.1　角质形成细胞（keratinocyte）

　　根据角质形成细胞的不同发展阶段和特点，可将表皮分为五层，各层代表角质形成细胞分化和成熟的不同阶段，从表皮基底到表面分别为基底层、棘层、颗粒层、透明层（只见于掌跖部）和角质层。

1.1.2.1.1 基底层（stratum basale，basal cell layer）

基底层由一层圆柱状或立方形细胞组成，核大且深染，通常排列整齐呈栅栏状。基底层角质形成细胞基底面借半桥粒与基底膜连接，较多的细胞底面伸出多个突起，与基底膜互相嵌合。基底细胞胞质中含丰富的游离核糖体，故在苏木素-伊红（HE）染色的标本上，胞质呈较强的嗜碱性，胞核卵圆形，暗黑色，位置偏下。基底细胞在电镜下可见整个胞质内有较多的游离核糖体（ribosome）和线粒体，有些核糖体附着在内质网（endoplasmic reticulum）囊上。但高尔基复合体和内质网不发达。基底细胞胞核呈卵圆形，有两层清楚的核膜，外层核膜的胞质面被覆有许多细颗粒，外层核膜与内层核膜之间有近60nm 宽的相对透明带。

基底细胞内含有许多张力细丝，其直径约 5nm，走向很规则，常与表皮表面垂直。此外，胞质中还含有肌动蛋白、辅肌动蛋白和微丝微管，可使分裂后的基底细胞向上移动。一般在基底膜与基底细胞质突的胞膜之间至少可看到一个半桥粒。在半桥粒下方的透明板中，有和胞膜平行的膜下致密线及与透明板垂直的锚丝与基底板相连（图 1.1.2.1.1）。

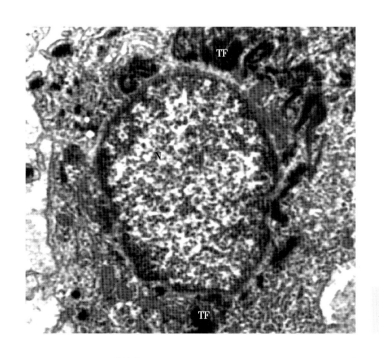

图 1.1.2.1.1 基底细胞（透射电镜）
N：细胞核；TF：张力细丝

1.1.2.1.2 棘层（stratum spinosum，prickle cell layer）

基底细胞不断增殖形成棘层细胞，一般约为 4~8 层。相邻的棘细胞突起相互连接，形成细胞间桥（intercellular bridge），其上可见着色较深的梭形小颗粒，称为桥粒（desmosome）。棘细胞在刚离开基底层时，尚略呈柱状，随即变扁平，其长轴与表皮表面平行排列。细胞变大，细胞核仍为圆形，但较基底细胞核为小，核质浓缩，核仁明显，胞质中有丰富的多聚核糖体，故在 HE 染色标本中呈强嗜碱性。棘细胞中有丰富的细胞器，胞质中有时仍可见黑素颗粒，但多见于位处深层的细胞中。胞质中角蛋白丝丰富，分子量也加大到 56~65kD。角蛋白丝常集合成束附着于桥粒上，称为张力细丝，角蛋白丝束也称张力丝束或张力原纤维（tonofibril）。张力细丝在基底细胞内排列比较疏松，而在棘细胞内则聚集，致密而丰富，在附着于桥粒的胞质面，张力细丝排列成束，而在细胞内的其他部位则排列不规则。细丝的直径大致相同，一般在 5~10nm 之间，但其长短不一。棘细胞的胞膜呈绒毛状突起，与相邻细胞的突起以桥粒相连，在桥粒之间，细胞膜则呈不规则的褶叠状（图 1.1.2.1.2）。

正常皮肤的棘突在高倍镜下无法辨认，但在有细胞间水肿时则清晰可见。

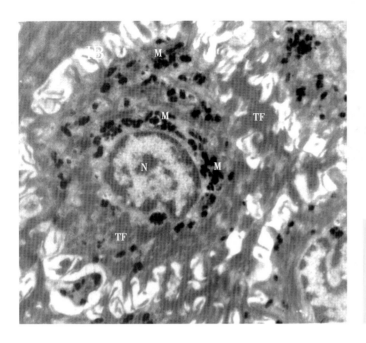

图 1.1.2.1.2　棘层细胞（透射电镜）

棘细胞的胞膜呈绒毛状突起，与相邻细胞的突起以桥粒相连，在桥粒之间，细胞膜则呈不规则的褶叠状。IB: 细胞间桥；M: 黑素小体；N: 细胞核；TF: 张力细丝。

1.1.2.1.3　颗粒层（stratum granulosum）

颗粒层位于棘层之上，细胞呈梭形或扁平形，通常由 1~3 层细胞组成。正常皮肤颗粒层的厚度与角质层的厚度成正比，在角质层厚的部位，如掌跖，颗粒层可多达 10 层。颗粒层细胞胞核固缩、裂解，退化，胞质中出现许多较大的强嗜碱性致密颗粒，即透明角质颗粒（keratohyalin granule）。这种颗粒大小不等，直径可达 5μm，在 HE 染色的标本上呈深蓝色。胞质中还含有稍小的板层颗粒（又名 Odland 小体）。细胞内含丰富的角蛋白丝束，其分子量增加到 63~67kD，可穿入透明角质颗粒中（图 1.1.2.1.3）。

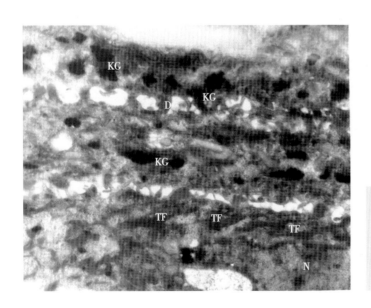

图 1.1.2.1.3　颗粒层细胞（透射电镜）

胞质内可见少量线粒体、内质网、黑素颗粒以及"被膜颗粒"，而最具有特征性的是体积大、电子致密而形态不规则的透明角质颗粒。KG: 透明角质颗粒；D: 桥粒；TF: 张力细丝；N: 细胞核。

1.1.2.1.4　透明层（stratum lucidum）

透明层位于角质层之下，由2~3层较扁的细胞组成，但细胞界限不清。此层只见于掌跖部。光镜下，此层的细胞易被伊红着色，胞质呈均质状，并有强折光性。

1.1.2.1.5　角质层（stratum corneum）

为表皮的最外层，由多层扁平的角质细胞组成，在掌跖部最厚，约40~50层。角质层由颗粒层转变而来，其细胞已死亡，无细胞核和其他细胞结构。

角质形成细胞中充满纤维蛋白，即由张力原纤维组成的、不溶性、二硫化物链交叉结合的纤维性蛋白质复合物——角蛋白和无定形基质。张力原纤维在基底层为疏松束状物围绕胞核，沿细胞的长轴分布；到棘层时继续合成更多更紧密的纤维束，形成交叉网，延伸到整个胞质内；在颗粒层，与透明角质颗粒结合；到角质层时，则很紧密地交织成网状，包埋于无定形电子密度的基质中。角质形成细胞中有两种重要类型的结构蛋白。一为丝聚合蛋白（filaggrin），与细纤维基质组合和交叉连续有关；另一种为套膜蛋白（involucrin），形成蛋白质的共价交叉结合膜，以增强角质形成细胞膜的坚韧性。

1.1.2.2　黑素细胞（melanocyte）

HE染色的皮肤切片上，黑素细胞位于表皮基底层下方或基底细胞之间（图1.1.2.2.1），因组织固定时胞质收缩，胞质透明，故又被称为透明细胞（clear cells）。

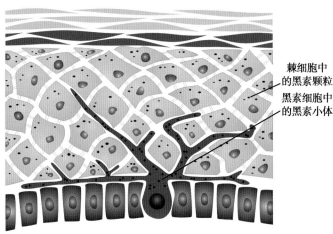

棘细胞中
的黑素颗粒
黑素细胞中
的黑素小体

图 1.1.2.2.1　黑素形成单位模式图
一个黑素细胞约与周围的36个角质形成细胞相联系，形成一个"表皮黑素单位"。

透射电镜下黑素细胞位于基底细胞之间，胞质电子密度低而易于发现，以5000倍以上的条件观察即可发现黑素小体（melanosome）。基底面可见完整的基底膜（透明板、致密板、致密板下带）与相邻的角质形成细胞基底膜相连接，但黑素细胞不像角质形成细胞那样与基底膜之间有连接关系。

黑素细胞中的黑素小体依其色素沉着的多少分为四期，第Ⅰ期黑素小体为囊泡，直径约0.3μm，中央有细丝，无黑素沉着。免疫电镜已证明其结构蛋白在粗面内质网合成，在高尔基复合体赋予酪氨酸酶后游离出来，所以第Ⅰ期黑素小体多见于高尔基复合体的囊样结构附近。第Ⅱ期黑素小体常呈椭圆形或圆形，长轴约0.8μm，沿长轴有弹簧样细丝，开始出现黑素沉积。第Ⅲ期黑素小体也以椭圆形为主，体积多小于第Ⅱ期，有明显的黑素沉积。第Ⅳ期黑素小体多为圆形，已完全黑素化，电子密度非常高，周围可见完整包绕的单位膜（图1.1.2.2.2）。

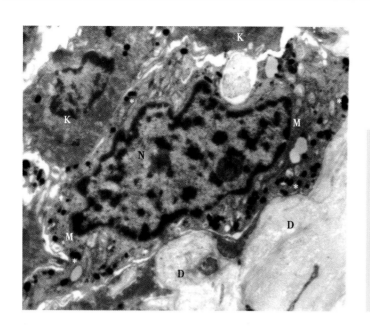

图 1.1.2.2.2　透射电镜下的黑素细胞

黑素细胞胞核常不规则，胞质内无张力细丝，但有发达的粗面内质网、线粒体及高尔基复合体，黑素小体主要位于细胞上部的周边。黑素细胞与角质形成细胞之间无桥粒结构，在其周围的角质形成细胞间可见较多含黑素小体的树枝状突起的断面。

K：角质形成细胞；N：细胞核；M：黑素细胞；D：桥粒；*：黑素小体。

1.1.2.3　朗格汉斯细胞（Langerhans cell）

朗格汉斯细胞呈多角形，多位于棘层中、上部的棘细胞之间。HE 染色的组织标本中，朗格汉斯细胞胞质透明，胞核较小，形状不规则，比周围的角质形成细胞着色深。

表皮中还可见少数具有朗格汉斯细胞一般结构特点和细胞表面标记的细胞，但缺少特征性的 Birbeck 颗粒，曾称为未定类细胞（indeterminate cell），目前认为可能是一种尚未吞噬抗原的朗格汉斯细胞。

1.1.2.4　基底膜带（basement membrane zone）

电镜下所见的真表皮连接与过碘酸雪夫（periodic Acid-Schiff，PAS）染色所见的基底膜带概念不同。以往将真表皮连接的透明板（lamina lucida）、致密板（lamina densa）及致密板下带（sublamina densa zone）三部分合称基底膜带（图 1.1.2.4.1）。结合生理及病理意义，宜用真表皮连接这一名称。真表皮连接分为四部分：①基底层细胞的基底浆膜及半桥粒（hemidesmosome），基底层细胞包括基底细胞、黑素细胞、Merkel 细胞。半桥粒为位于基底细胞基底浆膜内及外侧的间断性致密斑。内侧部分为高密度的附着斑，基底细胞的角蛋白张力丝附着于其上，主要为角蛋白 14 和角蛋白 5。细胞质膜外侧部分称为基底下致密斑（subbasal dense plague）。两侧的致密斑与中央的基底细胞质膜呈夹心饼样构成半桥粒。半桥粒的数目没有年龄、性别及部位差异，皮肤、牙龈、角膜及培养的表皮细胞的半桥粒均是相同的，而且，在不同个体之间也很一致。半桥粒的致密斑中含有大疱性类天疱疮抗原（230kD 的 BPAG1 存在于基底细胞质膜内侧的致密斑、180kD 的 BPAG2 为穿膜蛋白）、整合素（integrin）等特殊蛋白。②透明板（lamina lucida），位于半桥粒及基底层细胞基底浆膜之下，电子密度低而显透明，宽约 20~40nm。其内有由基底细胞质膜来的锚丝（anchoring filaments）穿过并附着于其下的致密板（lamina densa），锚丝非常纤细，直径约 3~4nm。透明板中的主要成分是层粘连蛋白（laminin）及其异构体 kalinin、K-laminin、epiligrin，已知的重要成分还有将层粘连蛋白与Ⅳ型胶原结合的联结蛋白（nidogon）。纤维连接素（fibronectin）仅发现于胎儿基底膜中。Kalinin 由基底细胞合成，其基因缺陷或产生自身抗体时，出现交界性大疱性表皮松解症及瘢痕性类天疱疮。③致密板，位于透明板之下，电子密度高，宽约 30~60nm，主要成分是Ⅳ型胶原。Ⅳ型胶原通过分子间的联系形成连续的三维网格，透明板的锚丝及致密板下的锚原纤维（anchoring fibrils）均附着于致密板。锚原纤维的另一端附于真皮乳头层中不规则的电子致密物锚斑（anchoring plagues）上，再反折将两个末端均附于致密板。④致密板下带，主要由锚原纤维及弹力微原纤维束（microfibril bundles）构成。锚原纤维粗 20~60nm，有周期性横纹，在附着于致密板及锚斑处呈扇状散开，弹力微原纤维穿于锚原纤维反折的环状结构中，从而使致密板与真皮乳头紧密连接在一起。锚原纤维数目的个体差异很大，不同部位的数目也不相同，小腿部比前臂多得多。锚原纤维的主要成分是Ⅶ型胶原，由角质形成细胞和纤维母细胞合成。营养不良型大疱性表皮松解症是编码Ⅶ型胶原的基因突变所致，获得性大疱性表皮松解症则是因血清中存在抗锚原纤维的抗体。致密板下带中的另一主要成分——弹力微原纤维束一端与致密板相连，另一端向下伸到乳头层深部。真表皮连接处弹力微原纤维束的主要成分是原纤维蛋白（fibrillin）（图 1.1.2.4.2）。

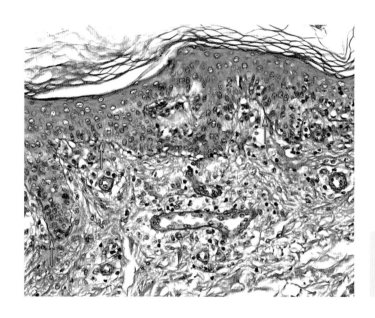

图 1.1.2.4.1　PAS 染色的基底膜带
箭头所指为 PAS 法染色基底膜带，为紫红色，厚度约 0.5~1μm。

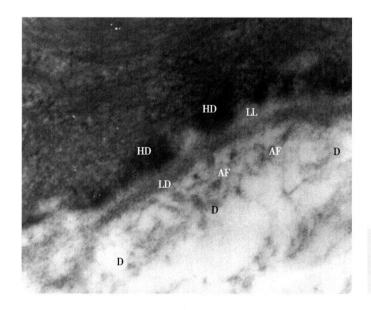

图 1.1.2.4.2　显示透射电镜下真表皮连接
HD：半桥粒；LL：透明板；LD：致密板；D：真皮；AF：锚原纤维。

1.1.3 真皮（dermis）

真皮上接表皮，下与皮下组织相连，是皮肤的一个重要层次。真皮从上至下通常分为乳头层（papillary layer）和网状层（reticular layer）两层，但二者之间并无明确界限（图 1.1.3.1.1）。

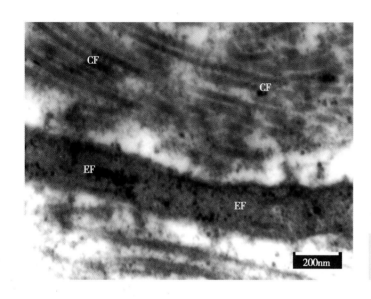

图 1.1.3.1.1　透射电镜下胶原纤维及弹力纤维
CF：胶原纤维；EF：弹力纤维。

1.1.3.1 胶原纤维（collagenous fibers）

胶原在真皮结缔组织中含量最为丰富，在光镜下呈粗细不等的纤维，呈红色，嗜碱性变时呈蓝色。在表皮下乳头层内、表皮附属器和血管附近，胶原纤维纤细，且无一定走向。在真皮中部和下部，胶原纤维聚成走向几乎与皮面平行的粗大纤维束，相互交织成网，在一个水平面上向各个方向延伸（图 1.1.3.1.2）。

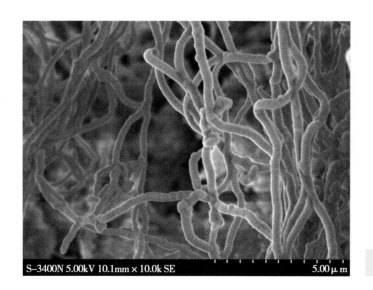

图 1.1.3.1.2　扫描电镜胶原纤维

1.1.3.2 网状纤维（reticular fiber）

网状纤维并非一独立的纤维成分，仅是幼稚的、纤细的胶原纤维，Ⅲ型胶原是网状纤维的主要构成成分（图 1.1.3.2）。

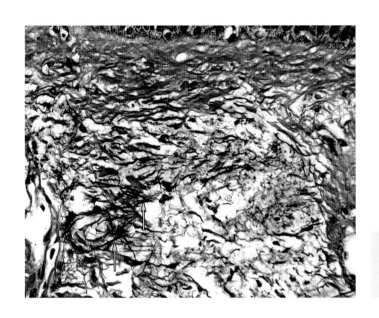

图 1.1.3.2 网状纤维（网状纤维染色）
用 HE 染色难以显示，但因其有嗜银性，经硝酸银溶液浸染后，银被还原而被染成棕黑色。

1.1.3.3 弹力纤维（elastic fiber）

在 HE 染色时弹力纤维不易辨认，经用酸性地衣红、雷锁辛复红、Weigert、Verhoeff、Luna 等特殊染色方法可显示弹力纤维。在组织切片的横断面中，弹力纤维常呈碎片状外观（图 1.1.3.3）。透射电镜图见图 1.1.3.1.1。

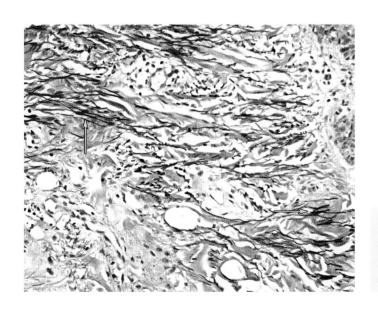

图 1.1.3.3 显示弹力纤维（弹力纤维染色）
弹力纤维较胶原纤维细，直径 1~3μm，呈波浪状，相互交织成网，缠绕在胶原纤维束之间。图示真皮网状层的弹力纤维粗大，与表皮平行排列。

1.1.3.4 毛囊（hair follicles）

毛囊位于真皮和皮下组织中，纵切面观，一个成熟的毛囊从组织学上可分为上、下两段（图 1.1.3.4）。上段由两部分构成：①漏斗部：上至毛囊口，下至皮脂腺导管开口处；②峡部：上端为皮脂腺导管开口处，下端为立毛肌附着处，即内鞘的角质细胞脱落处。下段也分为两部分：①茎部：从峡部的下端至角化生发区（keratogenous zone）末端的 Adamson 纹；②球部：Adamson 纹以下部分。

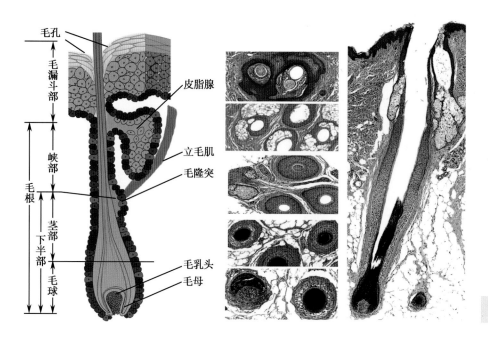

图 1.1.3.4　毛囊结构图

1.1.3.4.1　漏斗部（infundibulum）

顾名思义，形似漏斗，其上 2/3 由一个锥形管漏斗构成，而下 1/3（有时称为漏斗下部）由漏斗的狭窄管构成，漏斗最后通过表皮的部分称为末端毛囊（acrotrichium），漏斗部是表皮的延续，在组织学上呈表皮样，表皮和漏斗的角质细胞均呈蓝网状排列，角质层下可见富含透明角质颗粒的颗粒层，贯穿整个表皮及漏斗部，有棘层及基底层，漏斗部的棘细胞不像外根鞘细胞富含糖原，因而胞质也不透明。漏斗部上皮与表皮相比有轻微差异，通常比较薄，表皮突（rete ridges）不明显。漏斗下段管状部分与上段锥形部分的上皮也有区别，前者具有相互平行的壁，颗粒层稍薄，几乎无角质细胞。总体而言，漏斗部上皮在形态上和与之相连的表皮相似。

1.1.3.4.2　峡部（isthmus）

峡部的下界为内鞘的角质细胞脱屑处，上界为皮脂腺导管入口处。峡部下端为膨出部，是立毛肌的附着处，膨出部以上是毛囊的永久性存留部分，其下是毛囊的周期性更换部分，内鞘上皮在峡部完全角化脱落，此时外根鞘的上皮由于不再受坚硬的角化内鞘的挤压而独自角化。峡部的上皮细胞在形态和排列上均很独特，其特点为：①一层基底细胞；②一层没有真正"棘突"的棘层，由于被粉红色胞质所掩盖，所以很难看到细胞间"棘"；③缺乏颗粒层；④一层很薄，明显嗜酸性的角质层，其细胞紧密排列，表面呈波纹形，峡部是外鞘的顶部，缺少内鞘。

1.1.3.4.3　茎部（stem）

是生长期终毛最长的部分，从毛球顶端到峡部底端。多数时间内，毛茎由（从外向内）一层外鞘、一层内鞘和一根毛构成。茎部的外鞘由丰富粉红色胞质的立方形角质形成细胞组成，与毛球部含丰富透明胞质的柱状角质形成细胞有区别。

1.1.3.4.4　球部（bulb）

毛囊下段末端的膨大部分称毛球（follicular bulb），由毛母质上皮细胞和黑素细胞组成，毛球扩大的基底部内陷，包绕着向其突入的由结缔组织形成的毛乳头（follicular papilla），毛乳头通过毛球末端的一个狭窄的出口与包裹在毛囊外根鞘周围并终止于漏斗部的结缔组织鞘相连，其作用是构成、诱导和维持毛囊的功能。生长期的毛囊毛乳头内血管丰富，血管周围有大量黏蛋白，后者对阿辛蓝染色呈阳性。

1.1.3.5　顶泌汗腺（apocrine gland）

顶泌汗腺曾被称为大汗腺，主要分布于肛门、生殖器和腋窝，也有少量分布于外耳道（耵聍腺）和眼睑（Moll 腺）。腺体为分支管状腺，可长达 30mm，由腺体和导管组成，位于真皮和皮下组织。腺体管径粗并很弯曲，管腔大小不一，随分泌周期而有变化，但都比外泌汗腺的分泌部大，最大腺体的横切面可比外泌汗腺大 10 倍。细胞释放分泌的方式仍未完全清楚，含小泡的隆起的底部渐缩窄，最后与细胞顶部断离而脱落，表明有顶浆分泌方式，但脱落的胞质很少（图 1.1.3.5）。

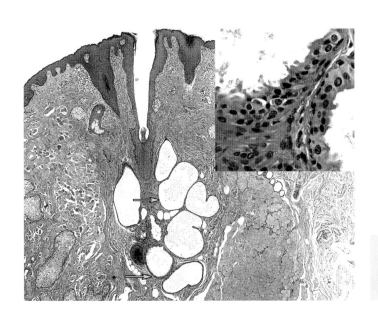

图 1.1.3.5　顶泌汗腺
腺体由一层扁平、立方或柱状细胞组成，周围有较厚并呈透明状的基膜。右上图高倍显示。

1.1.3.6　外泌汗腺（eccrine gland）

外泌汗腺曾被称为小汗腺，为单曲管状腺，由腺体和导管组成。腺体管径较粗并高度盘曲，位于真皮深部和皮下组织中。导管较细，与腺体连接的一段很弯曲；其后的一段较直，向上穿行于真皮中；最后一段呈螺旋状穿过表皮，开口于汗孔（图 1.1.3.6）。

腺体周围有较厚而显透明的基膜。HE 染色的标本上能见到明、暗两型细胞。明细胞较大，顶部窄，底部宽，胞质略显嗜酸性。暗细胞较小，夹在明细胞之间，顶部宽，底部较窄，胞质显弱嗜碱性。正常分泌细胞内因含有很多细小空泡而呈透明网状，在 HE 切片中，胞质呈泡沫状或苍白色。在腺细胞与基膜之间有长梭形带突起的肌上皮细胞，核呈长形，胞质易被伊红着色。肌上皮细胞与间质之间隔以明显、连续有皱褶的基底膜。外泌汗腺腺体分泌蟠管与真皮内蟠形导管的中央有腔。因切面关系，管腔的大小不一，有的宽阔，有的腔缘并列，或被嗜伊红性分泌物阻塞。外泌汗腺分泌蟠管与相接的真皮内蟠形导管均呈盘绕的管，故很难见到两者的交界部分（称为壶腹）。真皮内近端蟠形导管的腺体分泌细胞呈苍白色，较暗，确定导管的重要标志为在近管腔面处可见护膜。

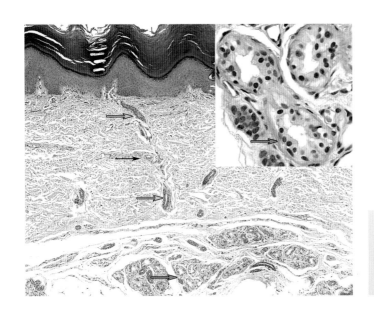

图 1.1.3.6　外泌汗腺
黄箭头：明显的盘曲的汗腺导管；蓝箭头：分泌部，因含有大量的糖原使腺体细胞呈空泡样改变；黑箭头：血管。右上外泌汗腺高倍显示。

　　导管部由外向内分为 3 部分。①表皮内导管：又称末端汗管（acrosyringium），是外泌汗腺导管的表皮内部分，呈螺旋状，其长度视表皮厚度而异。表皮内导管自真皮内直形导管延续而来，开始于乳头层的最上部，以其周围细胞胞质内有明显黑素为界限，穿入表皮内，管腔变大，腔面细胞在表皮下 2/3 部分，即非角化部分保留着护膜，周围细胞或称汗孔细胞（poroid cells）排列成数层，胞体大小较一致，胞质少，含有黑素，胞核小，深染，呈卵圆或稍呈圆形。周围细胞间可见黑素细胞。角化较表皮为早。在表皮近 1/2 水平处，胞质内出现透明角质颗粒，在表皮颗粒层水平处已完全角化，在导管开口处即汗孔，护膜消失，代之以角质环。②真皮内直形导管：其长度视外泌汗腺腺体是否位于真皮或皮下组织、以及因某些特殊解剖部位真皮的厚薄而不同。它自蟠形导管延续向上，主要直行，贯穿真皮，其护膜也逐渐增厚。直形导管延伸至真皮乳头层内，其最末端上皮细胞超过两排，除一层腔面细胞外，变得明显复层化，周围细胞有数层，外围细胞变扁平，在横切面中围绕内层导管细胞，呈袖口状，导管细胞的胞界明显，它们之间可见明显的细胞间桥。③真皮内蟠形导管：与腺体分泌蟠管不同之处为无肌上皮细胞，基底膜较薄、不皱褶，与表皮基底膜相连续，近腔面处衬以由胞质组成的嗜伊红性带状护膜，又称为小皮（cuticle）。管壁上皮有两排细胞，周围细胞呈小立方形，嗜碱性，腔面细胞（luminal cells）或称护膜细胞（cuticular cells）的胞核稍大，核仁不明显，胞质嗜伊红性。

1.1.3.7　皮脂腺（sebaceous gland）

　　几乎所有的皮脂腺均与毛囊相连，在某些区域如颊黏膜、唇红部（Fordyce 点）、妇女乳晕（Montgomery 结节）、大小阴唇（Tyson 腺）、眼睑（Meibmian 腺）、包皮内侧（Tyson 腺），皮脂腺不与毛囊相连，腺导管直接开口于皮肤表面。皮脂腺具有特征性的组织学表现，由数个上皮细胞小叶组成，这些上皮细胞以向心性方式向脂质形成细胞（lipid-producing cells）分化，每个皮脂腺小叶的外排是未分化、稍微扁平的增殖细胞，这些细胞核大，具有均质、苍白的嗜碱性胞质，与表皮的基底细胞相似。当皮脂小叶周围的细胞成熟后，脂质开始蓄积，最终充满胞质。小叶中心部位的大细胞具有特征性的淡染泡沫状胞质，由于被脂质微滴挤压，核呈扇贝状。当空泡细胞向小叶中心区移位后，它们逐渐崩解成一种无定形的脂质团块和细胞碎片，集积成皮脂分泌物，通过皮脂腺导管向皮肤表面运输，其内携带细菌、酵母菌、螨等正常菌群及脱落角质细胞，皮肤表面的这些混合物称为皮脂。

皮脂腺导管是毛囊漏斗部分层鳞状上皮与皮脂腺小叶脂质形成细胞之间的转换区，导管内衬角化鳞状上皮随着导管壁的变薄以及向脂质形成细胞的分化改变逐渐明显，导管上皮的颗粒层逐渐消失。皮脂腺导管上皮很薄，角质层排列紧密，导管近皮脂腺一侧的颗粒层很难见到，但近漏斗部的一侧则很容易见到。组成皮脂腺的数个小叶被PAS染色阳性的基底膜及具有丰富血管的结缔组织包绕，皮脂腺不受运动神经支配。

1.1.3.8　皮肤的神经系统

皮肤有丰富的神经支配，因此对外界的环境中无数感觉刺激高度敏感。皮肤神经系统包括：①传入无髓神经系统，主要分布于皮肤血管和附属器，来源于交感神经；②传入有髓和无髓神经系统，主要传导皮肤感觉。皮肤神经分布于皮肤附属器，围绕毛球和真皮乳头呈网状。传入神经受体由游离神经末梢、毛发相关神经末梢和被囊神经末梢组成。游离神经末梢无论有髓还是无髓，传导的速度都比较慢，主要传导温度觉、痒觉和痛觉（图1.1.3.8）。

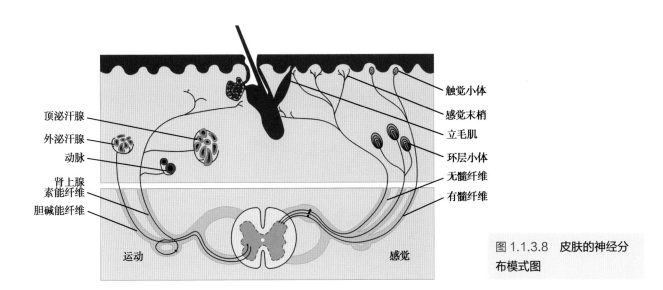

图 1.1.3.8　**皮肤的神经分布模式图**

1.1.3.8.1　触觉小体（tactile corpuscles）

或称 Meissner 小体（Meissner corpuscles），分布于真皮乳头内，在掌跖、特别是指尖处密度最大，大约每 4 个乳头中有一个触觉小体，主要感受触觉（图 1.1.3.8.1）。

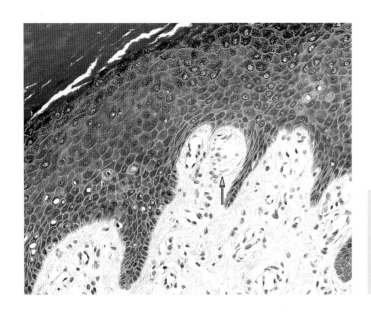

图 1.1.3.8.1　**触觉小体**
小体呈椭圆形，表面包以结缔组织被囊，内部有几层扁平排列的 Schwann 细胞。数条有髓神经纤维进入被囊前失去髓鞘，进入小体后，在小体内向上盘曲行进。

1.1.3.8.2　环层小体（lamellar corpuscles）

或称 Pacini 小体（Pacini corpuscles），位于表皮的深层和皮下组织内，在掌跖特别是指（趾）尖处最多，主要感受压觉。有髓神经纤维进入小体后失去髓鞘，在内核中心形成神经终末（图 1.1.3.8.2）。

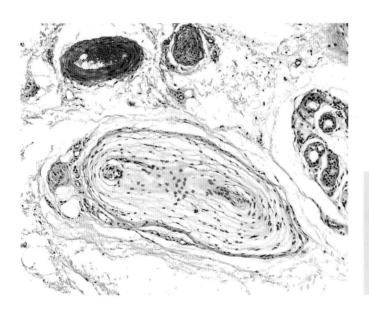

图 1.1.3.8.2　**环层小体**
小体呈圆形或卵圆形，直径可达 1mm，因而光镜下极易见到，横切面极似"洋葱"。小体的中心为一条无结构的圆柱体，称内核（inner core）。周围是由许多扁平结缔组织细胞构成的同心板层被囊。

1.1.3.8.3　真皮层神经纤维束（nerves of dermis）

神经束进入真皮时，在网织层广泛分支形成网织层神经丛，分布到真皮结缔组织及位于其中的汗腺、毛囊和较大的小动脉。许多小神经束又在网织层与乳头层交界处形成神经丛。由此丛发出的纤维到真皮乳头，并延伸至表皮底部（图 1.1.3.8.3）。

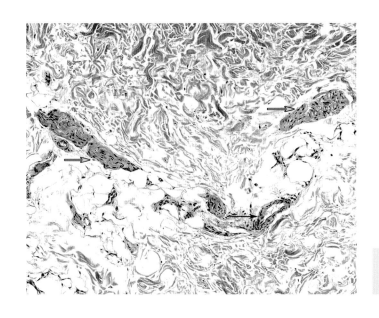

图 1.1.3.8.3　真皮层神经纤维束
黄色箭头示神经纤维束，黑色箭头是皮肤的小血管。

1.1.3.9　皮肤的血管（blood vessels of skin）

真皮中有由微动脉和微静脉构成的浅丛和深丛，这些血管丛大致呈层状，与皮肤表面平行。动脉和静脉的浅丛与深丛之间分别有垂直方向的血管相连通。动脉和静脉的深丛位于真皮网织层深部；浅丛也称乳头下丛，位于乳头层下方的网织层的浅层。由乳头下丛发出袢状毛细血管到每个真皮乳头。毛细血管的静脉端通到浅丛的毛细血管后微静脉，然后相继通到真皮的交通微静脉、深丛较大的微静脉和皮下组织中的小静脉。

在组织学上，皮下组织的小动脉和真皮深部较大的微动脉都具有血管的三层结构：①内膜，由内皮和一层内弹性膜组成；②中膜，由几层平滑肌细胞和弹性纤维组成，小动脉尚有外弹性膜；③外膜，由成纤维细胞、Ⅲ型胶原和弹性纤维组成。真皮浅层较小的微动脉没有内弹性膜和外弹性膜，只有不连续的平滑肌。真皮乳头中的毛细血管袢的上行动脉段有一层内皮，管腔窄小，周围有不连续的周细胞。袢的下行静脉段管腔较大，内皮周围的周细胞较多。由毛细血管后微静脉到皮下组织的小静脉，管壁渐增厚。毛细血管后微静脉与毛细血管相似，管壁只有内皮细胞、周细胞、基板和薄层Ⅲ型胶原纤维。较大的微静脉渐有较多的平滑肌和弹性纤维，但没有弹性膜。大的微静脉和小静脉已有瓣膜，有些较大的小静脉有内弹性膜。

皮肤的毛细血管大多为连续型，由连续的内皮构成管壁，相邻的内皮细胞间有细胞连接。此型毛细血管与周围组织的液体和水溶性小分子物质的交换，可能主要是借助于内皮细胞吞饮小泡。汗腺、毛球和某些真皮乳头顶部有孔毛细血管，此外，大分子物质的交换大概是通过内皮细胞间的缝隙进行的。内皮细胞中有 5nm 直径的肌动蛋白丝，这些丝可使内皮细胞收缩，使细胞间隙变宽。

真皮深层有特别形式的动-静脉吻合，称血管球（glomus body）。血管球是由微动脉到微静脉间的血流旁路，主要参与体温调节，在手指、足趾、甲床、外耳等末梢部位最丰富，在指（趾）端每 $1\sim2mm^2$ 有一个。新生儿血管球较少，有些尚未完全分化，到儿童期迅速分化而增多。老年时血管球萎缩或硬化，且数目也减少。血管球有一到几条输入动脉，由真皮中的动脉呈直角状发出，随即分成几条较小的弯曲状的分支，然后缩小为短的漏斗形静脉，呈直角状汇入真皮中较大的静脉。吻合支的动脉段名 Sucquet-Hoyer 管（Sucquet-Hoyer canal），管腔很小，管壁相当厚，内皮周围有 3~6 层具有收缩性的血管球细胞（glomus cell）。这种细胞实质为平滑肌细胞，有大小相似的卵圆形胞核，胞质着色浅，细胞间的界限不清。主要由交感神经的无髓肾上腺素能纤维支配。吻合支的静脉段壁薄，腔大，汇入乳头下微静脉。

1.1.3.10　皮肤的淋巴管（lymphatics of skin）

皮肤中有淋巴管网，与几个主要的血管丛平行。毛细淋巴管盲端起始于真皮乳头，渐汇合为管壁较厚的具有瓣膜的淋巴管。这些淋巴管连通到皮肤深层和皮下组织的更大的淋巴管（图 1.1.3.10）。内皮细胞之间有间隙，通透性较大，且毛细淋巴管内压力低于毛细血管及其周围组织间隙的渗透压，故结缔组织中的淋巴液、皮肤中的游走细胞、皮肤病理反应的一些产物或侵入皮肤的细菌等均可进入淋巴管而达淋巴结，在淋巴结内被滤去或被消灭。毛细淋巴管管壁有细胶原原纤维呈直角状附着，这些原纤维的另一端伸到周围结缔组织，以使淋巴管腔通畅，在炎症发生水肿时管腔不塌陷。

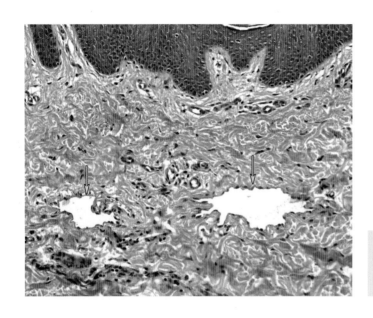

图 1.1.3.10　淋巴管
毛细淋巴管管壁很薄，只由一层内皮细胞及稀疏的网织纤维构成。

1.1.3.11　皮肤的肌肉组织（muscles of skin）

皮肤内最常见到的是立毛肌，是由纤细的平滑肌纤维束所构成，其一端起自真皮乳头层，另一端插入毛囊中部的结缔组织鞘内。此外，尚有阴囊的肌膜和乳晕的平滑肌，在血管壁上也有平滑肌。汗腺周围的肌上皮细胞也有平滑肌的功能。平滑肌纤维呈梭形，肌膜薄，胞质中原纤维不易见到，胞核为椭圆形，位于肌纤维中央，肌纤维周围有网状纤维缠绕。面部皮肤内可见横纹肌，即表情肌。横纹肌肌纤维内有多个卵圆形的细胞核，位于肌纤维的边缘，靠近肌膜处，纵切面肌原纤维有明暗相间的横纹。

1.1.4　皮下组织（subcutaneous tissue）

皮下组织来源于间质，原始间质细胞形成成纤维细胞和脂肪细胞。脂肪细胞中形成大量的脂肪压迫其他成分，以致细胞大、胞质透明、胞核被挤成微粒状无规律地置于胞膜内缘。脂肪的基本单位是由脂肪细胞聚集形成的一级小叶，许多一级小叶构成二级小叶。二级小叶周围有纤维间隔或称小梁。皮下组织的纤维间隔中有较大的血管、淋巴管和神经穿过。皮下组织与真皮之间无明确界限，两者的结缔组织彼此相连。皮下组织的深部与筋膜、肌肉腱膜或骨膜连接（图 1.1.4）。

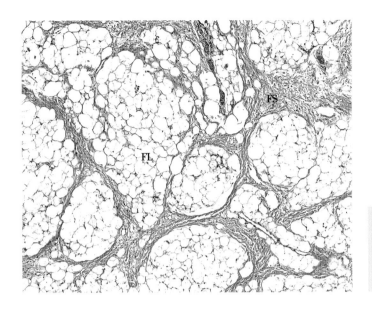

图 1.1.4　皮下脂肪

皮下脂肪被血管纤维间隔分成若干小叶，脂肪细胞内可见大的球形脂肪将胞质和细胞核挤向一侧的细胞膜。FL：脂肪小叶；FS：脂肪间隔。

1.2　特殊部位的组织结构（normal tissue structure of special anatomic site）

1.2.1　头皮（scalp）

头皮是覆盖于颅骨表面的软组织，在解剖学上可分为皮肤及皮下脂肪层、帽状腱膜层、腱膜下层和骨膜层（图 1.2.1）。

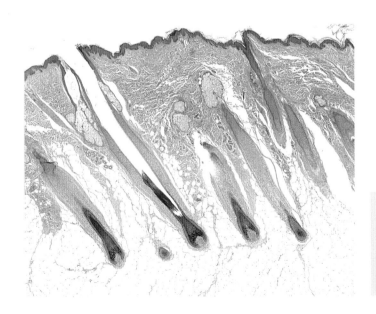

图 1.2.1　头皮

表皮较薄，一般没有明显的表皮突，呈带状。真皮层较身体其他部位厚而致密，含有大量终毛毛囊、皮脂腺和汗腺，毛囊直而长，毛球部可达皮下脂肪。头部皮肤含有丰富的血管和淋巴管。

1.2.2 口唇（lip）

口唇围绕着口腔的入口，主要由口轮匝肌组成，其外有皮肤覆盖，其内被有黏膜。唇由外向内分为5层：皮肤层、浅筋膜层、肌层、黏膜下层和黏膜层。覆盖之皮肤较厚，尤以人中嵴部为甚，与浅筋膜和口轮匝肌结合紧密，组织结构与一般皮肤结构相同，皮肤有毛囊和皮脂腺（图1.2.2）。

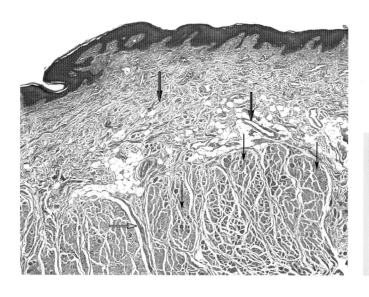

图1.2.2　唇红区（vermilion of lip）
是口唇皮肤与黏膜的移行部位，上皮较薄且透明，仅有轻度角化和角化不全，乳头较高且密，乳头内毛细血管丰富，无毛囊、皮脂腺及外泌汗腺，结缔组织中血管丰富。该图下部可见口轮匝肌。黄色箭头示神经束；黑色箭头示口轮匝肌；蓝色箭头示血管。

1.2.3 眼睑（blephara）

眼睑是覆盖在眼球前部能灵活运动，且能体现人的表情的帘状复合组织，有防止异物和强光损伤眼球及避免角膜干燥的作用。眼睑分上下两部分，即上睑和下睑，上睑较下睑宽大。中国人上睑重睑皱襞的发生率约50%，此皱襞一般认为系上睑提肌的纤维穿过眼轮匝肌，附着于皮下形成。眼睑的组织由前向后可以分为皮肤、皮下组织、眼轮匝肌、肌下蜂窝组织、纤维层（睑板、眶隔）、上睑提肌、平滑肌和结膜。眼睑皮肤非常薄，仅有轻度角化，真皮内的Meibmian腺腺导管直接开口于皮肤（图1.2.3）。

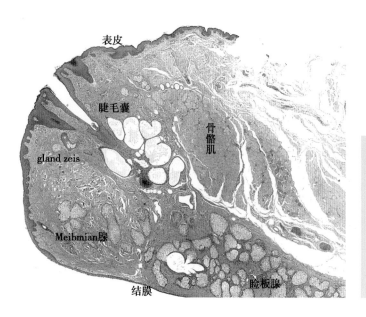

表皮

睫毛囊

骨骼肌

gland zeis

Meibmian腺

结膜　　睑板腺

图1.2.3　上眼睑前缘剖面图
眼睑低倍放大图，上面是有皱褶的皮肤，下面是向内的平滑的结膜，在眼睑里有骨骼肌包括眼轮匝肌和上睑提肌。靠近结膜的地方，有很多的腺体，称睑板腺（tarsal gland），是皮脂腺的一种。眼睑前端可见睫毛囊，旁边有产生油脂性分泌物的腺体——睑缘腺（zeis gland）。Meibmian腺腺导管直接开口于眼睑的前端。

1.2.4　生殖器部位（genital area）

1.2.4.1　包皮（prepuce）

在阴茎头处，皮肤褶成双层包皮。包皮的皮肤结构与体表皮肤相似，在阴茎根部与阴囊的肌膜相连续，包皮内的此种结构使得包皮经常与龟头保持接触。在浅层的结缔组织内可见到独立的皮脂腺和丰富的神经末梢（图 1.2.4.1）。

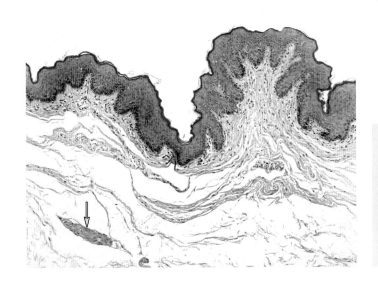

图 1.2.4.1　包皮
此处的皮肤表皮细胞比较扁平，基底细胞内黑素较多，真皮组织疏松，可见许多皮脂腺，汗腺亦很发达，无皮下脂肪，毛亦缺少。真皮中含有散在的环形和纵行平滑肌束，皮肤的深部为疏松结缔组织的被膜。箭头所指为弹力纤维与平滑肌纤维组成的弹力肌性系统。

1.2.4.2　龟头（glans penis）

是阴茎头皮肤与尿道黏膜的移行部位（图 1.2.4.2）。

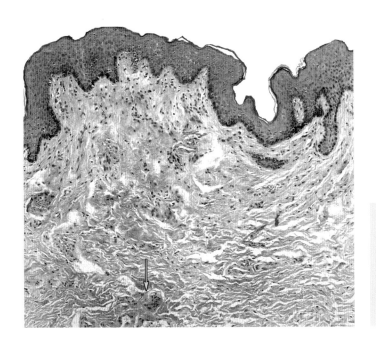

图 1.2.4.2　龟头
上皮较薄且透明，仅有轻度角化或角化不全，乳头较高且密，乳头内毛细血管丰富，无毛囊、皮脂腺和外泌汗腺，结缔组织中血管丰富。箭头所指为龟头结缔组织内有许多游离感觉神经末梢以及由感觉神经末梢所形成的球状结构。

1.2.4.3　阴囊（scrotum）（图 1.2.4.3）

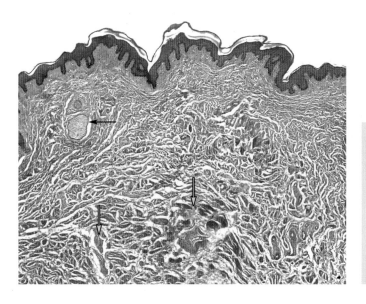

图 1.2.4.3　**阴囊皮肤**
表皮细胞比较扁平，基底细胞内黑素较多，真皮内含有散在的环行和纵行平滑肌束，富有汗腺及皮脂腺（黑色箭头）。阴囊的血供很丰富，阴囊皮肤无皮下脂肪，代之以肉膜（黄色箭头），厚约1~2mm，主要由平滑肌组成，并含有致密的结缔组织和弹性纤维，阴囊的皮肤有聚成小皱襞的能力，即由于此肌收缩所致。

1.2.4.4　大阴唇（labia majora）

大阴唇的外面是皮肤，与一般皮肤结构相同，大阴唇内面无毛，上皮仅有轻微角化，基底层内有较多黑素，在其结缔组织内有许多独立的皮脂腺和许多神经末梢小分支与静脉。

1.2.4.5　小阴唇（labia minora）

小阴唇表面有许多很细的皱褶，无毛，独立的皮脂腺较多，组织结构与大阴唇内面相同。

1.2.5　掌跖（vola）

手掌、足跖及指（趾）屈侧有许多细嵴和浅沟，呈平行排列，并构成特殊的图样。隆起的细嵴名乳头嵴（papilloing ridge），也称摩擦嵴（friction ridge）。各条嵴间有细窄的沟，在嵴的中线上，汗腺按一定的距离开口于表面，在手掌和指的表面尤其明显，每条嵴的下面有一个真皮乳头，乳头的形状和配布样式决定了嵴的样式。嵴下面的真皮乳头中有丰富的触觉神经末梢，这些嵴和沟也增加了手和足的握力（图 1.2.5）。

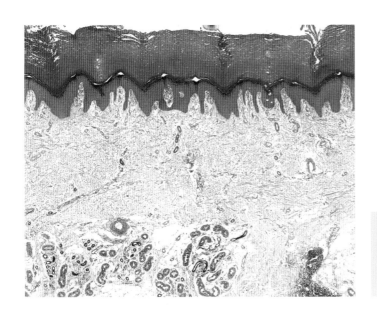

图 1.2.5 掌跖皮肤

角质层呈现板层状角化，具有明显的透明层，表皮增厚，且基底层细胞色素增多，没有毛囊，具有丰富外泌汗腺和神经末梢。

1.2.6 乳房（breast）

1.2.6.1 乳房（breast）

成年女性乳房为一对称性的半球形性征器官，位于胸廓前第2至第6肋间水平的浅筋膜浅层与深层之间。乳腺是汗腺组织的一种类型，内达胸骨旁，外至腋前线。乳房中央前方突起为乳头，其周围色素沉着区为乳晕。每个乳腺含有15~20个呈轮辐状排列的腺叶、腺小叶，后者又由诸多腺泡组成；腺叶之间，以及腺叶与腺泡之间均有结缔组织间隔。腺叶间上连皮肤与浅筋膜浅层，下连浅筋膜深层的纤维束称为 Cooper 韧带，亦称为乳腺悬韧带，使乳腺保持一定的活动度，各腺小叶内与腺泡相通的乳管，向乳头方向汇集形成腺叶乳管，逐渐增大形成壶腹，再分成6~8个开口于乳头表面，乳管内衬有上皮细胞。乳房皮肤与体表皮肤相似，但是真皮含有丰富的皮脂腺和乳腺（图 1.2.6.1）。

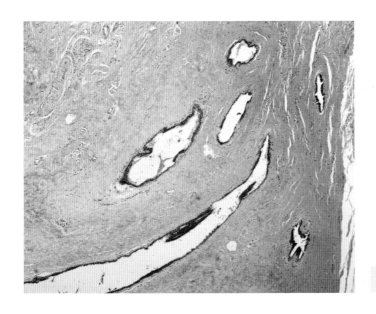

图 1.2.6.1 图示腺叶乳管

1.2.6.2　乳头（nipple）

乳头为乳腺表面的一个圆锥形突起，由致密结缔组织构成，表面为角化复层扁平上皮所覆盖。上皮下方的结缔组织形成很多高而不规则的真皮乳头，内含丰富的毛细血管。乳头内的结缔组织中穿行着 15~25 条输乳管（lactiferous duct），其末端开口于乳头顶端的乳头孔（nipple orifice），输乳管的壁由两层柱状上皮细胞围成，在接近乳头孔处变为复层扁平上皮，与乳头表面的皮肤相移行。乳头内的结缔组织中有较多的平滑肌纤维，有些平滑肌纤维环绕输乳管排列，有些则与输乳管平行。乳头内的血管供应相当丰富，游离神经末梢和触觉小体也很多，还含有较大的皮脂腺，其导管开口于输乳管（图 1.2.6.2）。

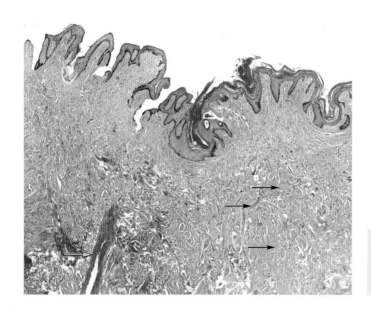

图 1.2.6.2　乳头
黄色箭头所指为输乳管；黑色箭头所指为平滑肌纤维。

1.2.6.3　乳晕（areola）

乳晕是乳头周围的一个环行区，在乳晕深面的结缔组织中，有输乳管扩大形成的 15~25 个窦隙，称输乳窦（lactiferous sinuse）。输乳窦的壁由两层立方上皮构成，表面有皱褶。乳晕深处的结缔组织中还含有汗腺、乳晕腺和皮脂腺。乳晕腺又称 Montgomery 腺，也由表皮衍化而来，结构介于汗腺和乳腺之间，分泌物为脂类物质，开口于皮肤表面。皮脂腺直接开口于皮肤表面，所分泌的皮脂可油润乳晕和乳头。在乳晕的边缘深处，分布着数量不定的顶泌汗腺，其分泌物有着特殊的气味。在多数人，这种腺体已经退化消失。乳晕处的皮肤无毛发（图 1.2.6.3）。

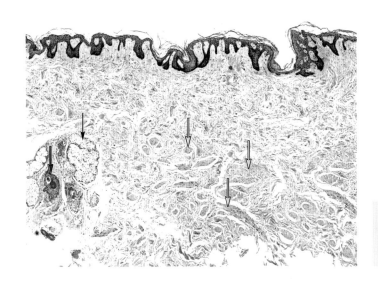

图 1.2.6.3　乳晕
黄色箭头所指为乳晕深面的平滑肌纤维；黑色箭头示皮脂腺；蓝色箭头示 Montgomery 腺。

1.2.7　耳廓（ala auris）

耳廓主要以弹性软骨为基础，外覆盖皮肤，借韧带和肌肉附着于颅骨。前侧面皮肤较菲薄，与软骨紧密粘连而不易分开，后面皮肤较厚，有少量皮下组织，可在软骨面推动（图 1.2.7）。

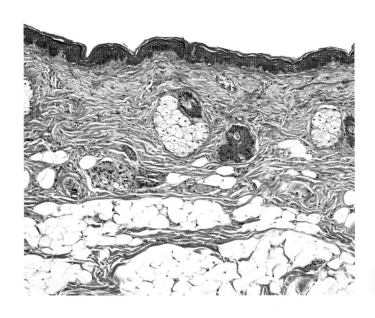

图 1.2.7　耳廓皮肤

1.2.8　甲（nail）

甲由甲板及其周围和下面的组织组成。甲板（nail plate）为透明的角质板，位于每个指（趾）末节的背面，呈外凸的长方形，甲板的形状在不同个体和同一个体的各指（趾）上都有差别，厚约0.5~0.75mm。从纵的方向看，甲板可分为：①甲根（nail root），埋在皮肤下面的甲板近侧部；②甲体（nail body），位于甲床背面，即通常可见部分；③甲板远端的游离缘。甲母质（nail matrix）是指分化和形成甲板的幼稚上皮细胞。甲母质位于甲根的背面和腹侧面，背面的部分较小，名近侧部；腹侧的部分较大，延伸到弧影，名远侧部。近侧部为构成甲板背层的角化细胞的来源，远侧部生成甲板的腹层。

1.2.8.1 正常甲远端（the far-end of normal nail）

甲床远端游离缘下面表皮的角化层较厚，名甲下皮（hyponychium），它与手指腹侧面的表皮相连，二者之间有弧形的浅沟。甲床上皮位于弧影边缘到甲下皮的表皮之间，它分化为较软的半角化细胞（parakeratotic cell），无颗粒层。

1.2.8.2 近端甲沟（the proximal nail groove）

甲板除游离缘外，两侧和近侧部都嵌在皮肤所成的甲沟（nail groove）内，两侧和近侧甲沟旁的皮肤形成褶，分别称侧襞（lateral nail fold）和后甲襞（posterior nail fold）。甲根位于由后甲襞向后下方伸延的楔形凹中，此凹深约5mm，后甲襞上的角化层名甲上皮（eponychium）或甲小皮，由襞的腹侧面发生，紧贴甲板表面，宽1~2mm，它封闭了甲板背面和后甲襞腹侧面之间的潜在空隙。

后甲襞背面和腹侧面具有一般表皮的四层，也按其他部位表皮的方式发生角化，有含透明角质颗粒的颗粒层。甲上皮的角化细胞大部分来自后甲襞腹侧面的上皮，小部分来自后甲襞背面靠近甲沟的上皮。甲下皮的表皮为甲床上皮前端与浅沟之间的部分，它的角化与指（趾）腹侧面的表皮相同，有颗粒层，而且此处的角化层颇厚。指尖腹侧面表皮起始于浅沟，其特点是有明显的表皮嵴和真皮乳头。甲各部位的上皮下面的真皮中富有血管，乳头层中尤其丰富。此外，真皮中有特别的动-静脉吻合，称血管球。甲床没有汗腺和皮脂腺（图1.2.8）。

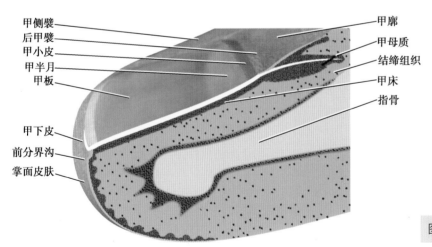

甲侧襞
后甲襞
甲小皮
甲半月
甲板

甲下皮
前分界沟
掌面皮肤

甲廓
甲母质
结缔组织
甲床
指骨

图 1.2.8 甲模式图

炎症细胞（inflammatory cells）

　　皮肤中的炎症细胞主要有淋巴细胞、组织细胞、浆细胞、中性粒细胞、嗜酸性粒细胞、多核巨细胞及肥大细胞。

1.3.1　淋巴细胞（lymphocyte）

　　最常见的炎症细胞，光镜下胞核小、圆、深蓝染，胞质不清（图1.3.1a）。根据淋巴细胞功能不同，形态、大小差异颇大，小者约5μm，大者可达15μm。核形态结构也呈多样性。各种淋巴细胞只有用免疫细胞化学等方法才能予以鉴别。电镜下小淋巴细胞具有致密核，有较多和较广分布的异染色质，胞质内富含多聚核糖体和粗面内质网（图1.3.1b）。

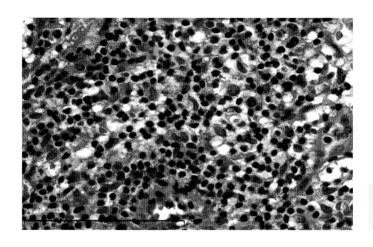

图1.3.1a　淋巴细胞
胞核小、圆、深蓝染，胞质不清。

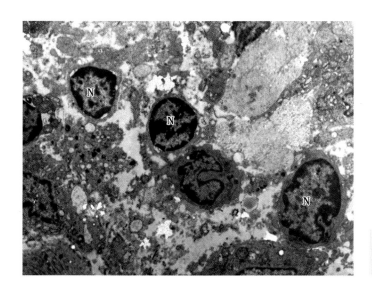

图1.3.1b　淋巴细胞电镜图
N：细胞核

1.3.2 组织细胞（histocyte）

来自血液中的单核细胞，直径 10~25μm，核呈圆形、卵圆形、长形或肾形，可有深切迹或多叶状。核内染色质颗粒少而细，着色淡。有时可见不明显的核仁，核偏位和胞质中有许多空泡是其主要特征（图 1.3.2a）。组织细胞又称吞噬细胞（phagocyte）、巨噬细胞（macrophage），在不同组织中有不同的名称，在结核等肉芽肿中组织细胞呈上皮样称上皮样细胞（epithelioid cells）（图 1.3.2b），吞噬黑素颗粒后称噬黑素细胞（melanophage）（图 1.3.2c）。电镜下胞质丰富，常含大量溶酶体、吞噬物与溶酶体融合形成的吞噬体（图 1.3.2d）。

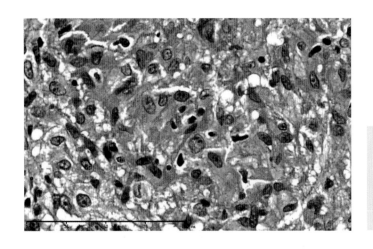

图 1.3.2a 组织细胞

直径 10~25μm，核呈圆形、卵圆形、长形或肾形，可有深切迹或多叶状。核内染色质颗粒少而细，着色淡。有时可见不明显的核仁，核偏位和胞质中有许多空泡是其主要特征。

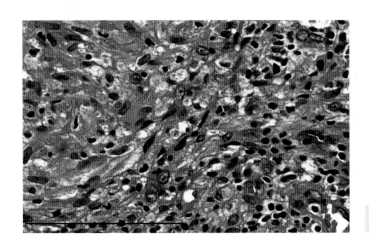

图 1.3.2b 上皮样细胞

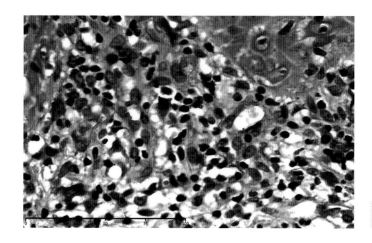

图 1.3.2c　噬黑素细胞

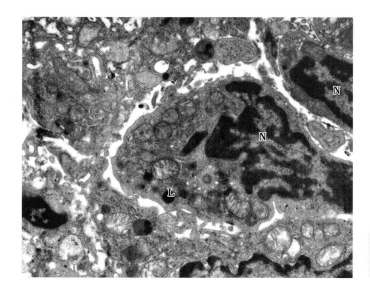

图 1.3.2d　组织细胞电镜图
N：细胞核；L：溶酶体

1.3.3 多核巨细胞（multinuclear giant cell）

多核巨细胞由组织细胞融合形成。胞核数目可为数个至百余个，排列在细胞周边呈马蹄形或环形，胞质丰富，细胞直径多为 30~50μm（图 1.3.3a），大者可达 100μm 以上。根据吞噬物的不同可有不同的名称，如结核结节中的多核巨细胞称为 Langhans 巨细胞（图 1.3.3b），吞噬异物（如手术缝线、石棉纤维等）和代谢产物（如痛风的尿酸盐结晶）形成的多核巨细胞称异物巨细胞（foreign body giant cell）（图 1.3.3c），黄色肉芽肿等疾病中吞噬脂质形成特殊的 Touton 巨细胞（图 1.3.3d）。电镜下见多个细胞核（图 1.3.3e），胞质内成分则因吞噬物的不同而异。

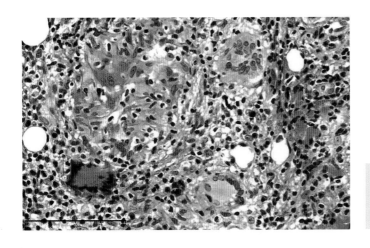

图 1.3.3a 多核巨细
可见 20 余个胞核，排列成不同的形状，胞质丰富，细胞直径约 60μm。

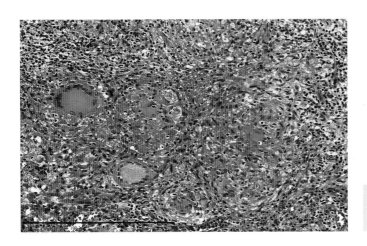

图 1.3.3b Langhans 巨细胞
结核结节中的多核巨细胞。

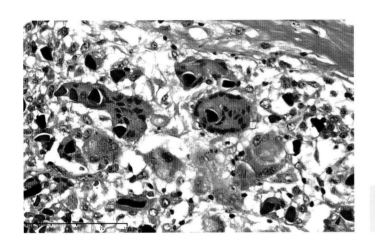

图 1.3.3c 异物巨细胞
吞噬手术缝线的异物巨细胞。

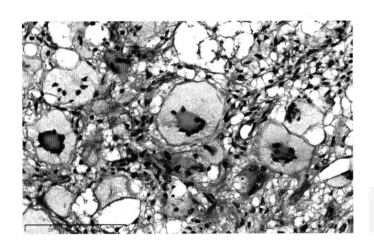

图 1.3.3d Touton 巨细胞
黄色肉芽肿中吞噬脂质形成特殊的 Touton 巨细胞。

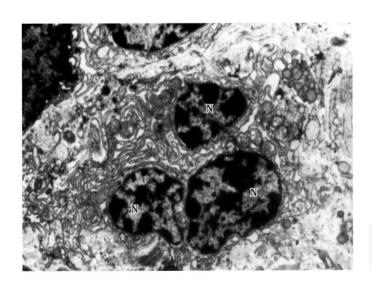

图 1.3.3e 多核巨细胞电镜图
N：细胞核

1.3.4 浆细胞（plasma cell）

又称效应 B 细胞，直径 10~20μm；核较小，不足整个细胞的一半，多偏于一侧，染色质粗密、聚集成堆、常沿核膜呈辐射状、车轮状排列、不均匀，在近核处一边常伸出半月状淡染区，偶见空泡或有泡沫感（图 1.3.4a）。电镜下浆细胞的高尔基复合体特别大，中心粒位于其中央，高尔基复合体由表面光滑而外形扁的囊、运输小泡及分泌泡三部分组成，细胞表面有指状突起，粗面内质网明显（图 1.3.4b）。

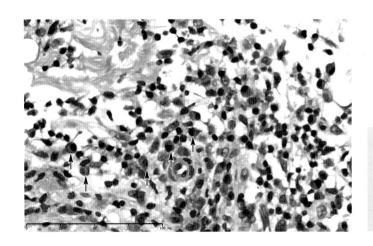

图 1.3.4a 浆细胞
核较小，不足整个细胞的一半，偏于一侧，染色质粗密、聚集成堆、常沿核膜呈辐射状、车轮状排列、不均匀，在近核处一边常伸出半月状淡染区。

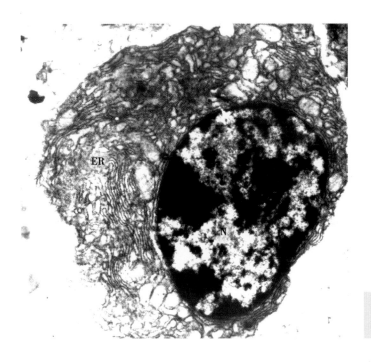

图 1.3.4b 浆细胞电镜图
N：细胞核；ER：粗面内质网。

1.3.5 中性粒细胞（neutrophil）

细胞直径 10~12μm，多为 2~5 叶的分叶状核，叶与叶间有细丝相连（图 1.3.5a）。电镜下中性粒细胞表面有少数短的微绒毛突起，核分叶，各叶间有异染色质丝相连，胞质充满中性粒细胞 A 颗粒（嗜天青颗粒）和 S 颗粒（特异颗粒）（图 1.3.5b）。细胞器不发达。

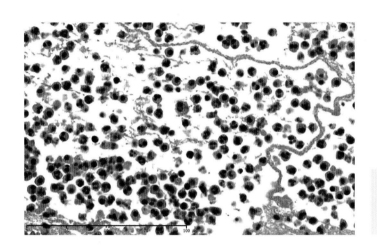

图 1.3.5a 中性粒细胞
细胞直径 10~12μm，1~5 个分叶状核，分叶核间相互连接。

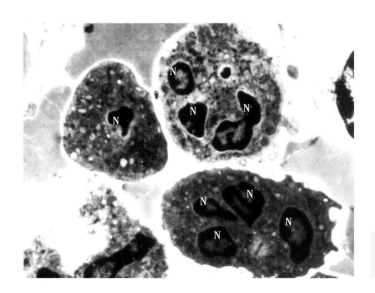

图 1.3.5b 中性粒细胞电镜图
N：细胞核

1.3.6　嗜酸性粒细胞（eosinophil）

细胞呈圆形，直径 13~15μm。胞质内充满粗大、整齐、均匀、紧密排列的砖红色或鲜红色嗜酸性颗粒，折光性强。细胞核的形状与中性粒细胞相似，通常有 2~3 叶，呈眼镜状，深紫色（图 1.3.6a）。电镜下嗜酸性粒细胞多为两叶，胞质内细胞器较少，但糖原较多，嗜酸性颗粒可分为两种，一种为椭圆或圆盘形颗粒，直径约 0.5~1.0μm，内含结晶芯；另一种为少数圆形电子致密的均质颗粒（图 1.3.6b）。

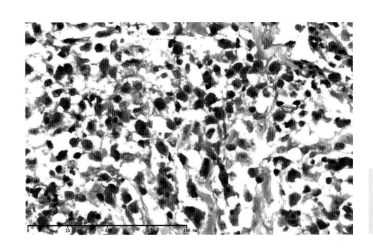

图 1.3.6a　嗜酸性粒细胞

细胞呈多形性，胞质鲜红色，折光性强。细胞核与中性粒细胞核相似，多 2 叶，呈眼镜状。

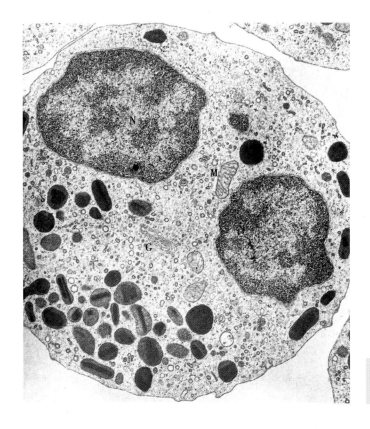

图 1.3.6b　嗜酸性粒细胞电镜图

N：细胞核；M：线粒体；G：Golgi 体。

1.3.7 肥大细胞（mast cell）

血液中的嗜碱性细胞在结缔组织和黏膜上皮内称肥大细胞。肥大细胞直径 5~25μm，核小，呈圆形或椭圆形，居细胞中央，染色浅。细胞质中充满大小一致、染成蓝紫色的颗粒，均匀分布在核周围（图1.3.7a）。肥大细胞主要见于真皮浅层的血管周围，真皮深层较少见，通常需用吉姆萨（Giemsa）或甲苯胺蓝或免疫组化染色方法才能证明。电镜下肥大细胞表面有丝状伪足，胞质充满由单位膜包裹着的具有特征性的圆形嗜碱性颗粒，颗粒多而密集，直径 0.2~0.5μm，有异染性，胞质中有线粒体及丰富的高尔基复合体，颗粒之间有粗面内质网（图1.3.7b）。

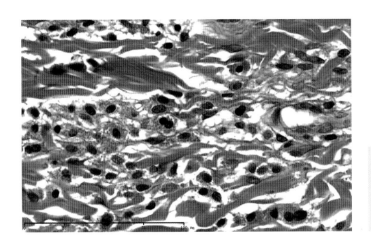

图 1.3.7a　肥大细胞
胞核小，呈椭圆形，居细胞中央，染色浅。细胞质丰富，其中充满大小一致、染成蓝紫色的颗粒，均匀分布在核周围。

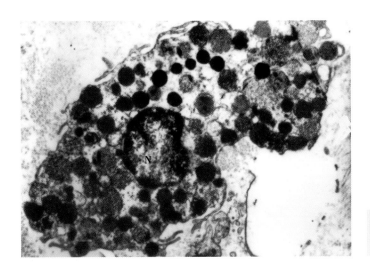

图 1.3.7b　肥大细胞电镜图
N：细胞核

2 皮肤病的基本病理变化
（basic pathological change in skin）

2.1　表皮病变（terms of the disorders in epidermis）

2.1.1　角化过度（hyperkeratosis）

正常皮肤由于解剖部位不同而表现为生理性的角质层厚度不一，由于皮肤病理性改变所造成的局部角质层增厚则称为角化过度。角化过度分为相对性角化过度和绝对性角化过度，前者为表皮明显萎缩而显得角质层厚度相对增加，并非真性角化过度。相对性角化过度主要见于红斑狼疮、硬化性苔藓等表皮萎缩性皮肤病。绝对性角化过度的角质层比同一部位正常角质层明显增厚，为真性角化过度。角化过度可因角质形成过多引起，此时其下方的颗粒层与棘层相应增厚，如神经性皮炎、扁平苔藓等炎症性皮肤病，也可由于角质贮留堆积所致，如寻常型鱼鳞病。角化过度可由完全角化的细胞所组成，即正角化过度（orthohyperkeratosis），也可同时合并角化不全。正角化过度通常分为如下类型：

2.1.1.1　网篮型角化过度（basket–weave hyperkeratosis）

角质层增厚，但仍呈正常的网篮状，主要见于扁平疣和花斑糠疹，前者可见凹空细胞，后者则可在角质层内找到孢子或菌丝（图 2.1.1.1）。

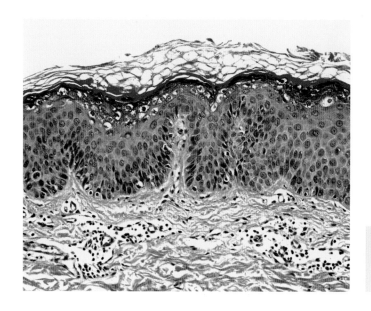

图 2.1.1.1　网篮型角化过度（扁平疣）
角质层明显增厚，但仍呈网篮状分布，其下可见表皮增生和典型凹空细胞。

2.1.1.2 致密型角化过度（compact hyperkeratosis）

角质层增厚，且由于外界压力和摩擦等原因导致角质被压缩而呈紧密排列（图 2.1.1.2）。生理性的致密型角化主要见于手掌和足底等摩擦部位，病理情况下常见于一些伴有搔抓、摩擦的慢性炎症性皮肤病，如神经性皮炎、结节性痒疹、肥厚性扁平苔藓及皮肤淀粉样变等。

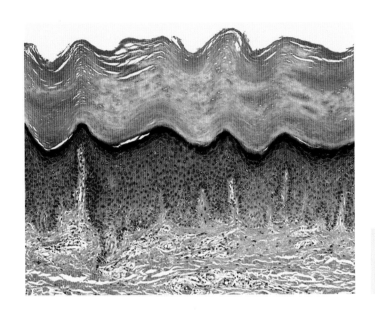

图 2.1.1.2 致密型角化过度（神经性皮炎）
角质层显著增厚，且角质之间呈紧密排列，其下见表皮增生和棘层肥厚。

2.1.1.3 板层型角化过度（laminated hyperkeratosis）

角质贮留堆积导致相互之间呈薄层的板状排列，主要见于寻常型鱼鳞病及性连锁鱼鳞病（图 2.1.1.3）。

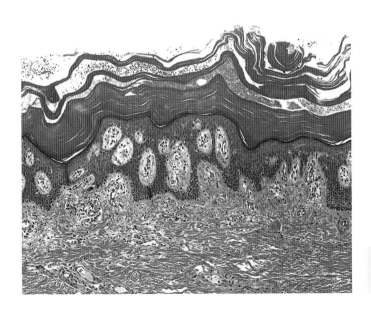

图 2.1.1.3 板层型角化过度 板层状（鱼鳞病）
角质层显著增厚，呈致密板层状。

2.1.2　角化不全（parakeratosis）

由于表皮细胞生长速度过快，使细胞未能完全角化便到达角质层，导致角质层细胞仍保留固缩细胞核，并常伴有下方颗粒层变薄或消失。角化不全可以是局灶性的，如点滴状银屑病（图2.1.2.1），也可以是连续性的（融合性角化不全），如斑块型银屑病（图2.1.2.2）。可以在水平方向上连续出现，如玫瑰糠疹（图2.1.2.3），也可以在垂直方向上出现，如汗孔角化症（图2.1.2.4），或者在水平和垂直方向都出现轻微角化不全，呈棋盘样分布，如毛发红糠疹（图2.1.2.5）。角化不全常常与其他特异性的病理表现组合起来提供诊断线索：如合并海绵水肿时需要考虑玫瑰糠疹、脂溢性皮炎及其他湿疹类皮肤病；合并中性粒细胞浸润时要考虑银屑病、脂溢性皮炎、真菌感染、梅毒、坏死松解性游走性红斑及肠病性肢端皮炎等；角化不全在水平方向上与正角化过度交替出现要考虑毛发红糠疹、光线性角化病以及炎性线性疣状表皮痣等；角化不全呈柱状要考虑汗孔角化症及寻常疣；角化不全合并界面改变要考虑苔藓样角化病、线状苔藓以及苔藓样糠疹；角化不全合并表皮内淋巴细胞浸润但无明显海绵水肿时需考虑早期蕈样肉芽肿；角化不全合并棘层松解时要考虑毛囊角化病、暂时性棘层松解性皮病以及家族性良性慢性天疱疮等。

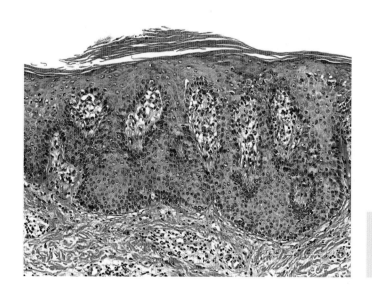

图2.1.2.1　局灶性角化不全（点滴状银屑病）
角质层局灶性角化不全，同时伴有棘层肥厚，表皮突延长以及真皮浅层炎症细胞浸润。

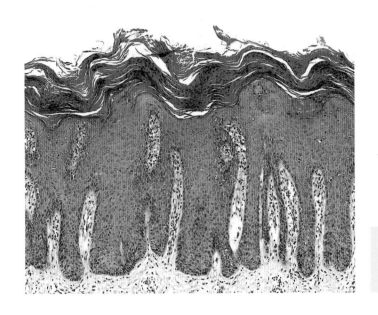

图 2.1.2.2　融合性角化不全（斑块型银屑病）
角质层全层融合性角化不全，同时伴有表皮突杵状下延，真皮乳头血管扩张及炎症细胞浸润。

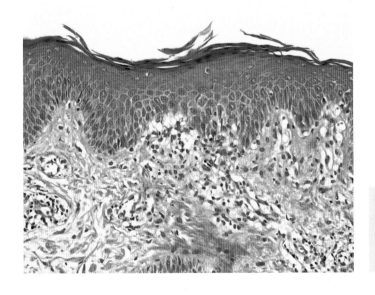

图 2.1.2.3　水平方向角化不全（玫瑰糠疹）
角质层非常轻微的水平方向的角化不全，同时伴有局部海绵水肿，界面轻度破坏和淋巴细胞浸润。

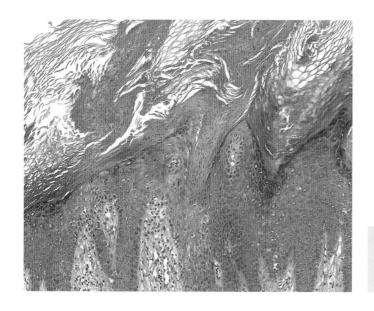

图 2.1.2.4　垂直方向角化不全（汗孔角化症）
角化过度，同时见局部柱状角化不全，角化不全柱下方表皮萎缩，并可见角化不良细胞。

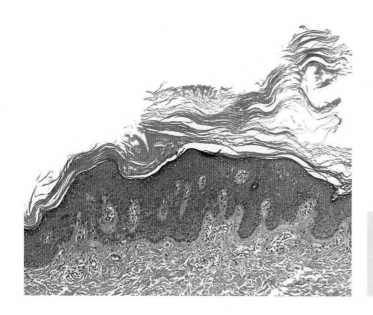

图 2.1.2.5　水平和垂直方向角化不全（毛发红糠疹）
水平和垂直方向均存在纤细的角化不全，角质层内细胞核呈棋盘样分布。

2.1.3 角化不良（dyskeratosis）

表皮或附属器个别角质形成细胞未到达角质层即显示过早角化，称为角化不良。角化不良细胞通常表现为均质的嗜伊红小体，有时尚见残留细胞核，是一种细胞凋亡现象。角化不良可见于炎症、肿瘤以及特异性物质沉积性疾病中，下列几种结构为特殊的角化不良：

2.1.3.1 病毒包涵体（viral inclusion body）

病毒包涵体常位于角质形成细胞及表皮多核巨细胞内，呈圆形或椭圆形，周围可见明显空晕。胞质内包涵体通常为嗜酸性，而胞核内包涵体常呈嗜碱性。可伴有细胞内水肿、气球样变、网状变性甚至坏死。主要见于疱疹病毒感染和痘病毒感染。前者主要包括单纯疱疹、生殖器疱疹、水痘及带状疱疹，后者则包括传染性软疣、牛痘、羊痘及挤奶者结节等（图 2.1.3.1）。

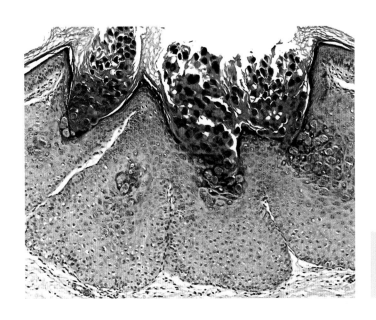

图 2.1.3.1 **病毒包涵体（传染性软疣）**
表皮增生，从棘层至颗粒层可见大量充满嗜酸性包涵体的角质形成细胞。

2.1.3.2 圆体和谷粒（corps rond and grain）

圆体位于棘层上部，较棘细胞大，圆形，细胞中央为均质化固缩的核，深嗜碱性，周围常有透亮的晕，晕周有嗜碱性角化不良物质包绕，胞膜清晰。谷粒通常位于靠近角质层的部位，细胞由于皱缩而呈不规则形状，核浓染，核周为均质性嗜酸性物质，因外形似谷粒而命名。主要见于毛囊角化病、暂时性棘层松解性皮病、疣状角化不良瘤等（图 2.1.3.2）。

2.1.3.3 棘层松解性角化不良（acantholytic dyskeratosis）

细胞之间发生松解，但细胞间仍有部分连接，呈倒塌的砖墙样外观，松解的细胞出现胞质红染，细胞皱缩呈多边形，称为棘层松解性角化不良，主要见于家族性良性慢性天疱疮（图 2.1.3.3）。圆体和谷粒也是特殊的棘层松解性角化不良细胞。

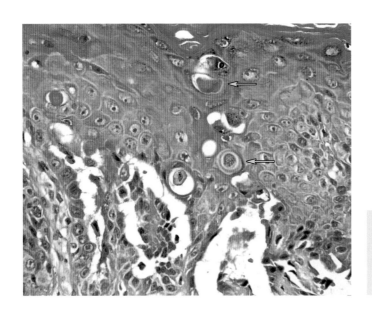

图 2.1.3.2　圆体和谷粒（毛囊角化病）

表皮基底层上裂隙，在棘层内可见数个圆体，靠近上侧的颗粒层内，圆体细胞发生皱缩，形成谷粒。

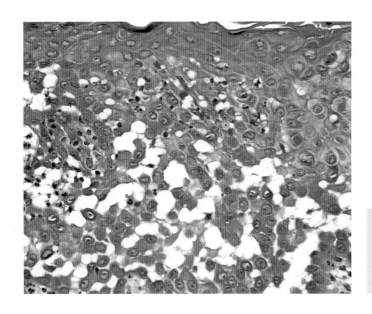

图 2.1.3.3　棘层松解性角化不良（家族性良性慢性天疱疮）

棘细胞发生松解，呈倒塌的砖墙样外观，部分细胞皱缩，胞质红染，称为棘层松解性角化不良。

2.1.3.4　胶样小体（colloid body）

在靠近基底层和棘层部位，或者在真皮乳头层中出现单个均质红染的角质形成细胞，部分可有皱缩的不规则细胞核，称为胶样小体，又称透明小体（hyaline bodies）或 Civatte 小体，直径约 10μm、圆形或卵圆形、均质嗜伊红染色，有时候细胞凋亡与坏死在形态上很难鉴别。主要见于扁平苔藓、红斑狼疮、移植物抗宿主反应、多形红斑、固定性药疹、皮肤淀粉样变等界面皮炎（图 2.1.3.4）。

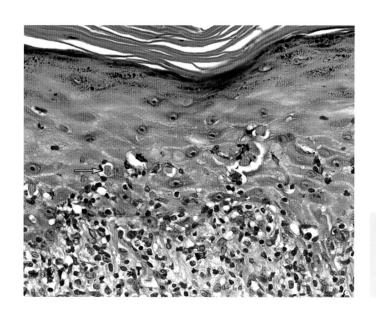

图 2.1.3.4　**胶样小体（扁平苔藓）**
基底层完全液化变性，在棘层和真皮乳头层可见多个均一性嗜伊红染色凋亡细胞，称为胶样小体。

2.1.3.5　角珠（keratin pearl）

鳞状细胞呈同心圆排列，靠近中心部位逐渐出现角化并常出现均质红染的凋亡细胞。见于鳞状细胞癌、光线性角化病、鲍温病、角化棘皮瘤、外毛根鞘肿瘤及假癌性增生等（图 2.1.3.5）。

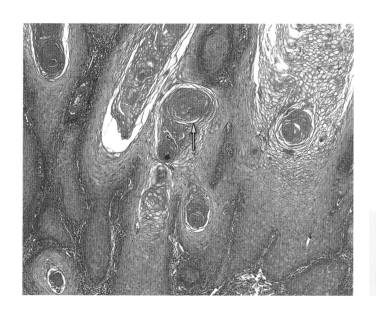

图 2.1.3.5　**角珠（高分化鳞状细胞癌）**
角质形成细胞呈同心圆排列，外侧细胞增生活跃，嗜碱性染色，内侧细胞胞质丰富，呈嗜酸性染色，靠近中心部位细胞逐渐出现角化。

2.1.4　颗粒层增厚（hyperkeratosis）

指表皮或毛囊漏斗部位颗粒层的厚度增加，可因细胞增生或肥大引起，或两者均有，常伴有角化过度，见于扁平苔藓、神经性皮炎以及毛发红糠疹等。出现楔形颗粒层增厚常是扁平苔藓的诊断线索（图 2.1.4）。

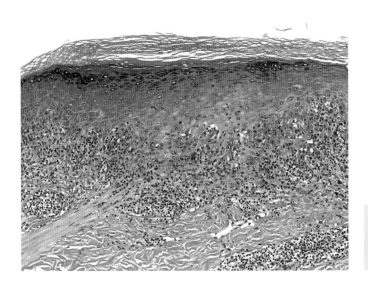

图 2.1.4　颗粒层增厚（扁平苔藓）
颗粒层显著楔形增厚，同时伴有棘层肥厚及基底层液化变性。

2.1.5　颗粒层减少（hypokeratosis）

表皮颗粒层呈局灶性或整个颗粒层细胞减少，常见于寻常型鱼鳞病及银屑病等（图 2.1.5）。

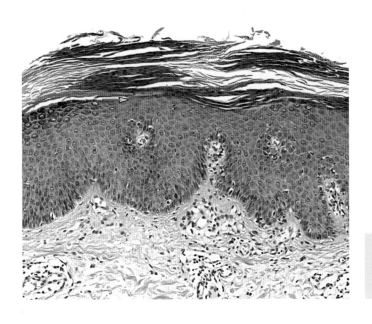

图 2.1.5　颗粒层减少（斑块型银屑病）
颗粒层几乎消失，同时伴有融合性角化不全和表皮显著增生，表皮突下延呈杵状。

2.1.6 棘层肥厚（acanthosis）

指表皮棘层厚度增加，常伴有表皮突的增宽或延长，通常是由于细胞增生、数目增多所致。常见于银屑病、慢性湿疹及神经性皮炎等（图2.1.6），有时也可由于细胞体积增大所致，如尖锐湿疣等。

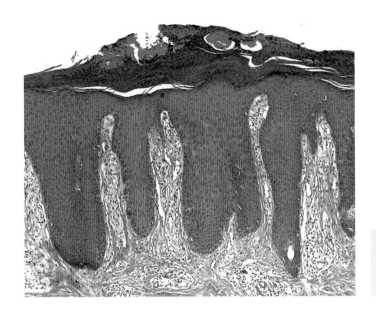

图2.1.6 **棘层肥厚（神经性皮炎）**
表皮显著增生，棘层肥厚，同时伴有致密性角化过度。

2.1.7 假上皮瘤样增生（pseudoepitheliomatous hyperplasia）

亦称假癌性增生（pseudocarcinomatous hyperplasia）。表皮增生，棘层肥厚，表皮突不规则向下延伸，有时可深达汗腺水平，类似鳞状细胞癌的增生模式，在增生的细胞团块中可见到角化不良细胞、角珠甚至细胞核的核丝分裂，但细胞分化好，极少或无异型性。常见于慢性肉芽肿性疾病如真菌病、寻常狼疮以及慢性溃疡的边缘等。有时由于取材、制片等原因，不易将高分化鳞状细胞癌与假上皮瘤样增生区分开，在临床高度怀疑鳞状细胞癌但病理上仅为假上皮瘤样增生时，可建议按高分化鳞状细胞癌处理（图2.1.7）。

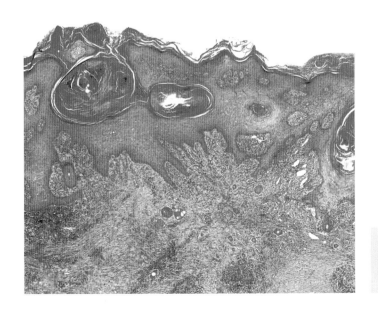

图2.1.7 **假上皮瘤样增生（慢性溃疡）**
表皮不规则增生，表皮突显著下延，同时伴有真皮纤维化和大量炎症细胞浸润。

2.1.8　表皮萎缩（epidermal atrophy）

表皮的厚度变薄，主要由于表皮细胞增殖能力受到抑制或者是表皮受到破坏所致。前者见于老年性皮肤萎缩，后者见于界面皮炎性皮肤病如红斑狼疮、萎缩性扁平苔藓及硬化性苔藓等（图 2.1.8）。

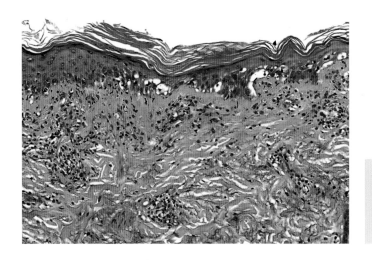

图 2.1.8　表皮萎缩（系统性红斑狼疮）
图中见表皮厚度显著变薄，同时伴有基底层轻度空泡样液化变性和基底膜带增厚，真皮内可见黏蛋白沉积。

2.1.9　表皮水肿（epidermal edema）

表皮水肿通常可分为细胞内水肿和细胞间水肿，两者往往不同程度合并存在。

2.1.9.1　细胞内水肿（intracellular edema）

棘层细胞内发生水肿，细胞体积增大，胞质变淡，较陈旧者细胞核常固缩并偏于一侧如鹰眼。细胞肿胀严重时体积明显增大如肿胀的气球，称为气球样变（ballooning degeneration）（图 2.1.9.1.1）。当细胞肿胀破裂后残存的细胞壁相互连接形成网状分隔，甚至形成多房性水疱，称为网状变性（reticular degeneration）（图 2.1.9.1.2）。见于疱疹病毒感染、羊痘、挤奶人结节、手－足－口病、烟酸缺乏症、坏死松解性游走性红斑、肠病性肢端皮炎、缺乏锌等生物素性疾病、先天性厚甲、刺激性接触性皮炎、光毒性皮炎、多形红斑、固定性药疹早期等。

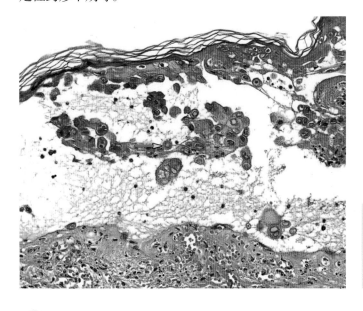

图 2.1.9.1.1　气球样变（带状疱疹）
角质形成细胞明显肿胀，细胞核染色质边集，染色偏蓝灰色，同时可见多个角质形成细胞核发生融合。

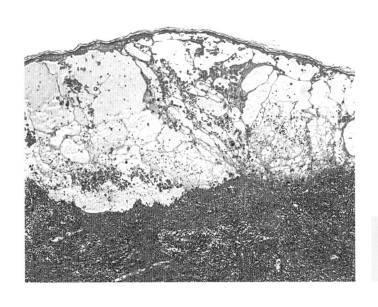

图 2.1.9.1.2　网状变性（带状疱疹）
显著角质形成细胞坏死，坏死后的角质形成细胞形成明显的网状间隔。

2.1.9.2　细胞间水肿（intercellular edema）

棘细胞间液体增加，使细胞间的间隙增宽，细胞间桥拉长而清晰可见，状如海绵，故又称为海绵水肿或海绵形成（spongiosis）（图 2.1.9.2），严重的海绵水肿可导致表皮内水疱形成。见于湿疹、脂溢性皮炎、接触性皮炎、药疹、淤滞性皮炎、白色糠疹、玫瑰糠疹、小儿丘疹性肢端皮炎、妊娠多形疹、暂时性棘层松解性皮病、新生儿中毒性红斑、中毒性休克综合征、漏斗部毛囊炎、色素失禁症、粟粒疹、皮肤癣菌病等。

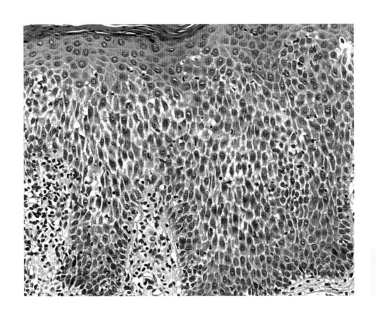

图 2.1.9.2　海绵形成（湿疹）
细胞间显著水肿，细胞间隙明显增大，状如海绵

2.1.10　嗜酸性海绵形成（eosinophilic spongiosis）

表皮或毛囊漏斗部出现局灶性海绵水肿形成，并伴有嗜酸性粒细胞浸润，但很少或无棘层松解现象。见于疱疹样天疱疮、荨麻疹型大疱性类天疱疮以及嗜酸性脓疱性毛囊炎等（图 2.1.10）。

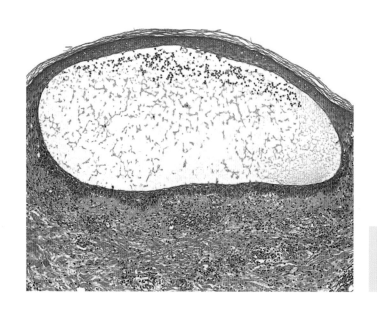

图 2.1.10　**嗜酸性海绵形成（疱疹样天疱疮）**
细胞间水肿形成表皮内水疱，疱内大量嗜酸性粒细胞浸润。

2.1.11　棘层松解（acantholysis）

指表皮细胞间的黏合丧失而使细胞松解，出现表皮内裂隙、水疱或大疱。当与周围细胞完全分离后则称为棘层松解细胞，其核圆形，染色均一，周围绕以嗜酸性浓缩的胞质。见于天疱疮、毛囊角化病、家族性良性慢性天疱疮、暂时性棘层松解性皮病、复发性线状棘层松解性皮病、肛门生殖器 / 生殖器股部丘疹性棘层松解性角化不良、家族性角化不良性粉刺等。有时在病毒性水疱病、中性粒细胞浸润性皮病、皮肤肿瘤如疣状角化不良瘤、棘层松解性棘皮瘤、脂溢性角化病、光线性角化病、腺样鳞状细胞癌等疾病中也可以见到棘层松解现象（图 2.1.11）。

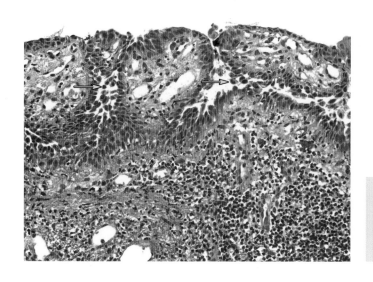

图 2.1.11　**棘层松解（寻常型天疱疮）**
表皮内形成水疱，细胞在基底层和棘层间发生明显的松解现象，部分细胞完全与周围分离，细胞呈圆形，胞质轻度嗜酸性染色。

2.1.12　绒毛（villi）

由于棘层松解导致表皮内出现裂隙或水疱，此时真皮乳头可呈指状突入其上方的间隙，表面仅附有一层基底细胞，称为绒毛（图 2.1.12）。见于寻常型天疱疮、家族性良性慢性天疱疮及毛囊角化病等。

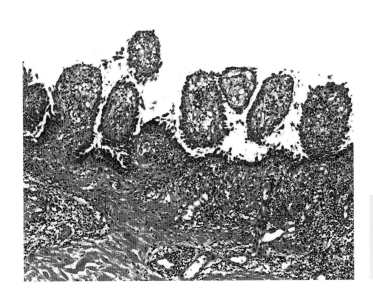

图 2.1.12 绒毛（寻常型天疱疮）
角质形成细胞的棘层与基底层之间发生松解，表皮仅保留基底层单层细胞，真皮乳头向上突起呈绒毛状。

2.1.13 基底细胞液化变性（liquifaction degeneration of basal cells）及色素失禁（incontinence of pigment）

基底细胞液化变性与色素失禁可视为同义词，指基底细胞由于炎症破坏出现空泡化或破碎，甚至基底层消失，棘细胞直接与真皮接触。由于基底细胞及黑素细胞被破坏，黑素颗粒游离在真皮上部，或被组织细胞吞噬形成噬黑素细胞，有时可致表皮下水疱形成。

基底细胞液化变性包括一大类具有界面炎症的皮肤病，如扁平苔藓、苔藓样药疹、线状苔藓、扁平苔藓样角化病、多形红斑、中毒性表皮坏死松解症、固定性药疹、移植物抗宿主病、红斑狼疮、皮肌炎、硬化性苔藓、苔藓样糠疹、二期梅毒疹、各种皮肤异色症、灰皮病、光泽苔藓、色素性紫癜性皮病、皮肤淀粉样变、白癜风、麻疹样药疹、病毒疹等。通常根据炎症细胞浸润的模式分为苔藓样界面皮炎（图2.1.13.1）和空泡性界面炎（图 2.1.13.2），前者的典型代表为扁平苔藓，后者的典型代表为多形红斑。

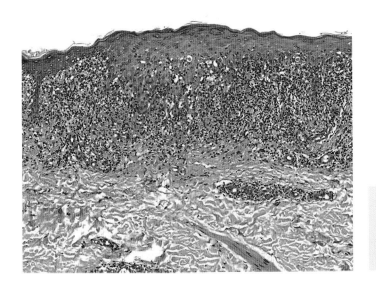

图 2.1.13.1 基底细胞苔藓样液化变性（扁平苔藓）
表皮基底层细胞几乎完全被破坏，真皮乳头大量淋巴细胞呈带状浸润。

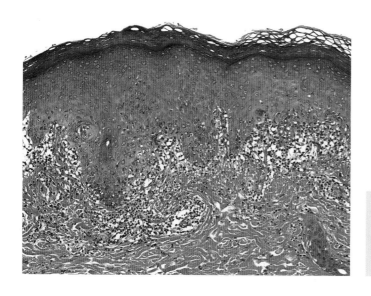

图 2.1.13.2 **基底细胞空泡样液化变性（多形红斑）**

基底层细胞轻度破坏，同时伴有散在淋巴细胞浸润，在表皮内可见多个坏死角质形成细胞。

2.1.14 空泡细胞（koilocyte）

角质形成细胞胞质透明，核周表现为空晕，称为空泡细胞（图 2.1.14.1）。在生理情况下可见于口唇等黏膜部位，空泡细胞形成的主要原因为糖原聚集所致，胞质完全透明，主要位于棘层靠下的部位。在病理情况下主要见于乳头瘤病毒感染如尖锐湿疣、扁平疣等，空泡细胞形成为大量病毒颗粒所致，此时胞质内仍可见到大小不一的嗜碱性颗粒，主要位于颗粒层和棘层靠上的部位，此时空泡细胞肿胀，又称为凹空细胞（koilocytes）（图 2.1.14.2）。

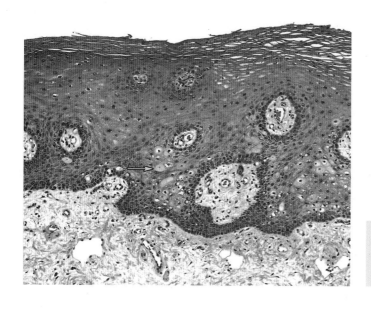

图 2.1.14.1 **空泡细胞（慢性唇炎）**

靠近底部的棘层细胞内较多空泡细胞，在嘴唇等黏膜部位为生理现象。

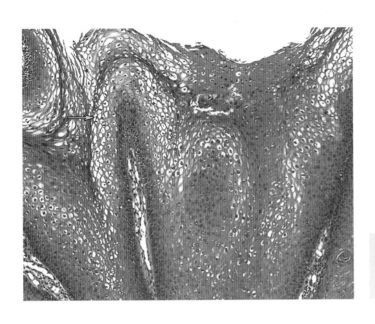

图 2.1.14.2 **凹空细胞（尖锐湿疣）**
颗粒层和棘层上部较多空泡细胞，为乳头瘤病毒感染所致。

2.1.15 水疱（blister）和大疱（bulla）

皮肤内出现含有液体的较大腔隙，一般无或仅含有少量炎症细胞，通常直径小于 1cm 者称为水疱（blister），大于 1cm 者称为大疱（bulla），因此显微镜下所见到的完整疱都是水疱。水疱和大疱形成的原因有很多，如细胞松解、严重的海绵水肿、细胞内水肿、界面炎症以及基底膜结构不完整等。根据水疱位置可分为角质层下水疱、表皮内水疱（图 2.1.15.1）和表皮下水疱（图 2.1.15.2）。角质层下水疱见于早期脓疱疮和角质层下脓疱病；颗粒层水疱伴棘层松解提示红斑/落叶型天疱疮；棘层松解性大疱见于寻常型天疱疮和家族性良性慢性天疱疮；海绵形成性水疱见于湿疹；表皮内多房性水疱伴严重细胞内水肿见于接触性皮炎、水痘及带状疱疹等；真表皮交界处的大疱伴炎症细胞浸润见于大疱性类天疱疮、疱疹样皮炎和多形红斑等；真表皮交界处的大疱不伴炎症细胞浸润见于大疱性表皮松解症和少细胞性大疱性类天疱疮。毛囊角化病表现为表皮内裂隙，不能算作是真的表皮内水疱。

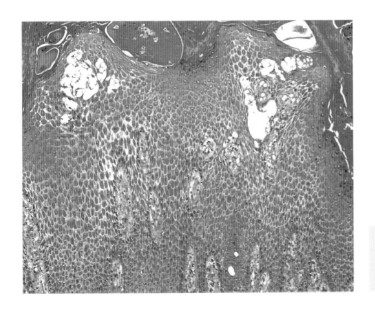

图 2.1.15.1 **表皮内水疱（湿疹）**
表皮内严重海绵水肿，并伴有表皮内多房性水疱形成。

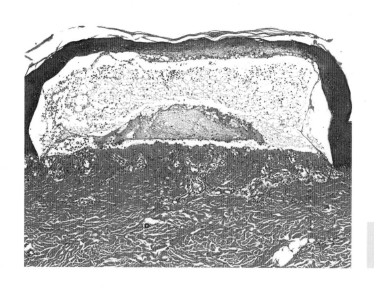

图 2.1.15.2　**表皮下水疱（大疱性类天疱疮）**
表皮下张力性水疱，并伴有大量嗜酸性粒细胞浸润。

2.1.16　脓疱（pustule）

角质层或表皮内出现局灶性中性粒细胞聚集所形成的疱，可见于感染性疾病如脓疱疮、金黄色葡萄球菌性烫伤样皮肤综合征及真菌感染等，也常见于寻常型银屑病、脓疱型银屑病、角质层下脓疱病及新生儿暂时性脓疱性黑变病等。

2.1.16.1　Munro 微脓肿（Munro microabscess）

角质层内角化不全区域出现中性粒细胞的聚集，部分中性粒细胞发生坏死而失去正常的分叶核结构，见于寻常型银屑病（图 2.1.16.1）。

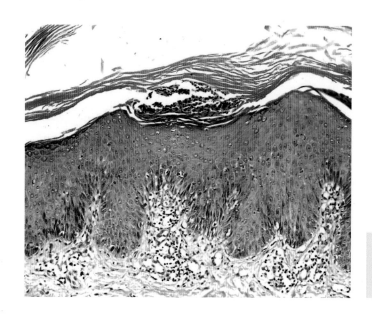

图 2.1.16.1　**Munro 微脓肿（寻常型银屑病）**
角化不全中伴有大量中性粒细胞聚集，中性粒细胞发生固缩，失去正常的细胞形态。

2.1.16.2　Kogoj 微脓肿（Kogoj microabscess）

表皮颗粒层局部形成脓疱，在脓疱内可见大量中性粒细胞聚集，在脓疱的边缘，角质形成细胞变性破坏，残存的胞膜形成网状，大量中性粒细胞呈网眼状分布其中，特征性地见于脓疱型银屑病，特别是掌跖脓疱病和连续性肢端皮炎（图 2.1.16.2）。

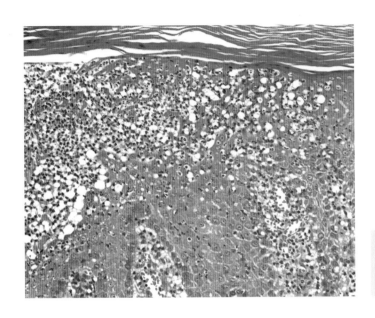

图 2.1.16.2　**Kogoj 微脓肿（脓疱型银屑病）**
颗粒层和棘层海绵水肿，角质形成细胞变性、破坏呈网状，大量中性粒细胞分布其中。

2.1.16.3　乳头顶部微脓肿（microabscesses in papillary dermal tips）

真皮乳头的顶端及邻近表皮内可见大量中性粒细胞和少量嗜酸性粒细胞聚集，见于疱疹样皮炎和线状 IgA 大疱性皮病（图 2.1.16.3）。

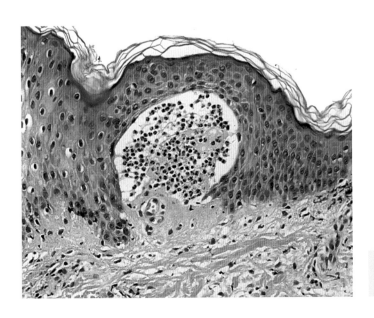

图 2.1.16.3　**乳头顶部微脓肿（疱疹样皮炎）**
真皮乳头大量中性粒细胞聚集形成脓疱。

2.1.17 嗜酸性微脓肿（eosinophilic microabscesses）

由嗜酸性粒细胞聚集而成，可见于表皮各层，常混杂有中性粒细胞，见于增殖型天疱疮和嗜酸性脓疱性毛囊炎等（图 2.1.17）。

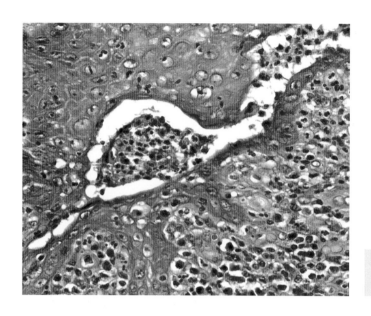

图 2.1.17　嗜酸性微脓肿（增殖型天疱疮）
表皮内及真皮乳头层大量嗜酸性粒细胞聚集。

2.1.18 Pautrier 微脓肿（Pautrier microabscesses）

表皮内三个或三个以上淋巴细胞聚集，淋巴细胞周围可见晕样透亮区，周围表皮无明显海绵水肿（图 2.1.18），特征性地出现于蕈样肉芽肿和 Sézary 综合征，但在斑片期蕈样肉芽肿患者大多数缺乏这种特征性表现。Pautrier 微脓肿并非出现在所有蕈样肉芽肿中，而慢性光化性皮炎等疾病中也可出现类似改变，有时 Pautrier 微脓肿与海绵性水疱内的淋巴细胞聚集难于区别，加之 Pautrier 微脓肿中的细胞不是中性粒细胞，所以 Pautrier 微脓肿并非一个好的概念。

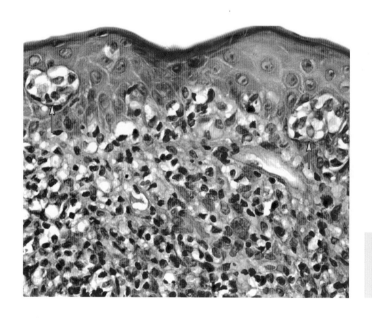

图 2.1.18　Pautrier 微脓肿（蕈样肉芽肿）
表皮内出现局灶性的淋巴细胞聚集，周围形成空晕，淋巴细胞较大，核不规则。

2.1.19　细胞外渗（exocytosis）

Exocytosis 具有两层含义，其一为细胞内物质流向细胞外，其二为真皮内炎症细胞移入表皮或表皮附属器，可伴海绵形成或微小水疱，在本文中意义为后者，见于皮炎、湿疹及色素性紫癜性皮病等炎症性皮肤病（图2.1.19）。

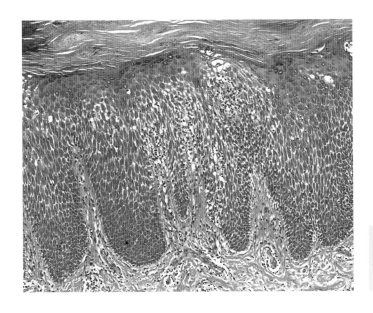

图 2.1.19　细胞外渗（湿疹）
大量淋巴细胞移入表皮内，同时伴有显著的海绵水肿形成。

2.1.20　亲表皮性（epidermotropism）

在蕈样肉芽肿及其他少数皮肤 T 细胞淋巴瘤，肿瘤细胞向表皮移入，表现为表皮内单个淋巴细胞浸润，或聚集成 Pautrier 微脓肿，或排列在基底层周围，或在真皮表皮交界处呈列队样移入表皮，不伴有明显的海绵水肿（图2.1.20）。严重时大量肿瘤细胞移入表皮呈 Paget 样分布，如 Paget 样网状细胞增生症（Pagetoid reticulosis，Woringer–Kolopp disease）。在这些疾病中肿瘤细胞不仅向表皮移入，甚至向毛囊及汗腺等上皮移入，如亲毛囊性和亲汗腺性蕈样肉芽肿，这种现象也称为亲上皮性（epitheliotropism）。

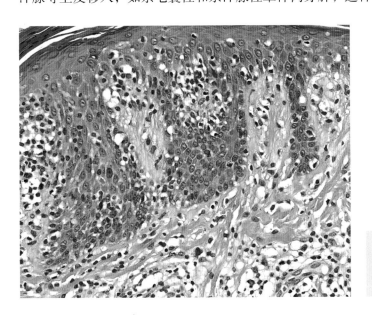

图 2.1.20　亲表皮性（蕈样肉芽肿）
大量淋巴细胞移入表皮内，图中可见淋巴细胞呈列队样移入现象。

2.1.21　表皮松解性角化过度（epidermolytic hyperkeratosis）

又称颗粒变性（granular degeneration），系角蛋白基因功能的异常导致角质形成细胞内合成大量功能缺陷的角蛋白，在细胞内聚集成大小不一的异常角蛋白颗粒，表现为角化过度，颗粒层增厚，细胞胞质变空，胞质内充满异常的嗜碱性颗粒，严重时累及棘层及基底层细胞。见于表皮松解性角化过度性鱼鳞病、西门大疱性鱼鳞病、系统性疣状痣、表皮松解性掌跖角化症、表皮松解性棘皮瘤、光线性角化病等（图 2.1.21）。

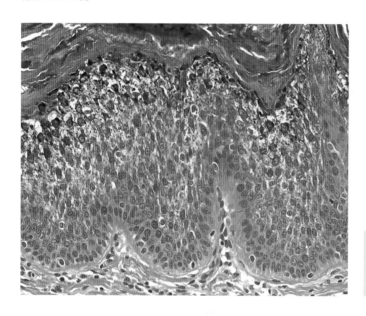

图 2.1.21　颗粒变性（系统性疣状痣）
角化过度，表皮增生，颗粒层和棘层细胞胞质透明，并充满大量嗜碱性透明角质颗粒。

2.1.22　痂（crust）

角质层内有很多炎症细胞、红细胞、纤维蛋白及血浆的聚集，干涸后称为痂。形成痂的原因可为外源性因素如外伤、搔抓、刺激性接触性皮炎等，或者为内源性因素所致组织病变，如感染、炎症及皮肤肿瘤。如果在痂内找到病原体、变性的表皮细胞、毛发碎片及肿瘤细胞则可提供诊断线索（图 2.1.22）。

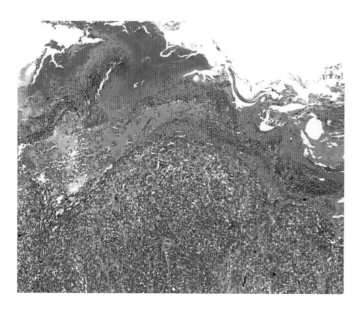

图 2.1.22　痂（基底细胞癌）
角质、血浆及炎症细胞混合形成的血痂，下侧形成溃疡，真皮内见嗜碱性基底细胞团块。

2.1.23　色素增多（hyperpigmentation）

表皮内黑素颗粒增多，特别是基底层，见于脂溢性角化病、黑棘皮病、色素性毛表皮痣及皮肤纤维瘤等（图 2.1.23）。在阴囊、皮肤皱褶部位的表皮内也含有较多黑素颗粒，为生理现象。

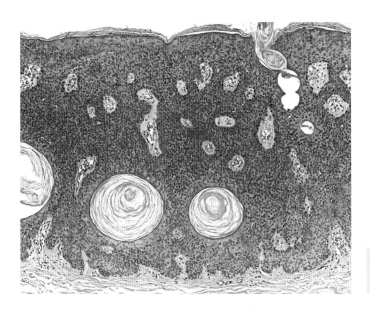

图 2.1.23　**色素增多（脂溢性角化病）**
表皮内黑素颗粒明显增加。

2.1.24　色素减少（hypopigmentation）

指表皮基底层内黑素颗粒减少或消失，见于麻风浅色斑、白癜风、无色素痣、白化病以及炎症后的色素脱失（图 2.1.24）。此外，职业性白斑以及氢醌所致的色素缺失也可发生此种变化。

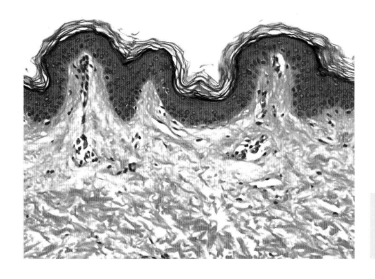

图 2.1.24　**色素减少（白癜风）**
表皮内黑素颗粒明显减少，同时伴有黑素细胞消失和真皮浅层散在淋巴细胞浸润。

2.1.25　色素传输障碍（melanin transfer blockade）

由于表皮炎症、角质形成细胞功能障碍，使色素细胞产生的黑素颗粒不能正常地输送到基底细胞内，而黑素细胞内则潴留大量黑素颗粒，呈树枝状分布。见于脂溢性角化病、基底细胞癌、鲍温病及寻常疣等（图 2.1.25）。

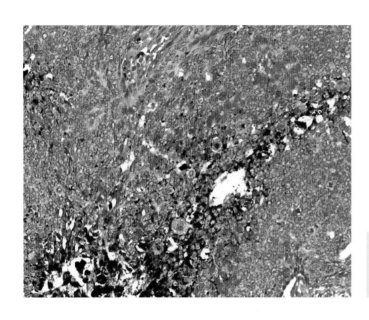

图 2.1.25　**色素传输障碍（基底细胞癌）**
黑素细胞内大量黑素颗粒潴留，黑素细胞树突明显可见。

2.1.26　毛囊角栓（follicular plug）

毛囊漏斗部角化过度，使毛囊漏斗部扩大，其中为栓状角质物所充填。见于毛发角化病、小棘苔藓、维生素 A 缺乏引起的蟾皮症、痤疮、盘状红斑狼疮及硬化性苔藓等（图 2.1.26）。

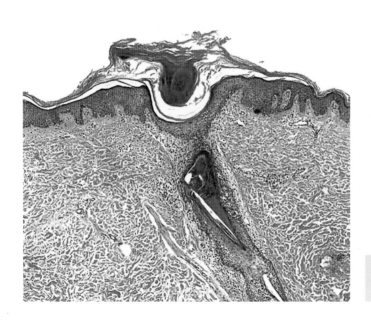

图 2.1.26　**毛囊角栓（小棘苔藓）**
毛囊漏斗部明显扩张，漏斗部充满致密的角质。

2.1.27 鳞状涡（squamous eddy）

增生的角质形成细胞呈同心圆排列形成漩涡状，细胞胞质呈淡红色，无角化不良或不典型性。见于刺激型脂溢性角化病和倒置性毛囊角化病等（图2.1.27）。

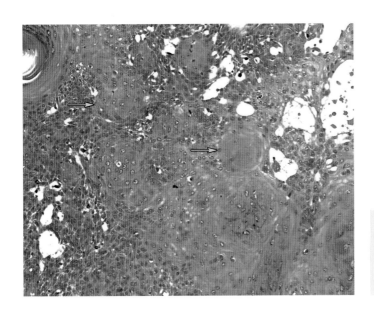

图2.1.27 **鳞状涡（倒置性毛囊角化病）**
表皮显著增生，角质形成细胞呈同心圆排列成漩涡状，部分中心出现角化似角珠。现在观点认为倒置性毛囊角化病为内生性寻常疣。

2.1.28 角囊肿（horn cyst）

由表皮细胞包绕大量角质所形成的囊腔，其角化迅速而完全，通常无颗粒层。见于毛发上皮瘤、角化性基底细胞癌和脂溢性角化病等（图2.1.28.1）。有时在脂溢性角化病的某些区域，显著增厚的角质层不规则陷入表皮内，在切片中亦表现为含有角质的囊状结构，称为假性角囊肿（pseudohorn cyst）（图2.1.28.2）。

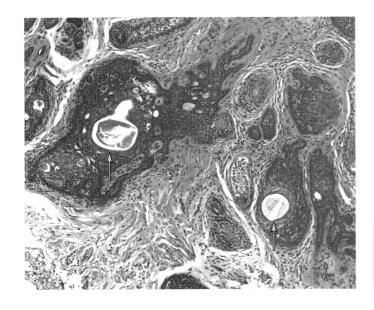

图2.1.28.1 **角囊肿（毛发上皮瘤）**
多个由鳞状细胞包绕角质形成的囊腔，囊腔内可见角质物质，囊腔周围见基底细胞形成的团块。

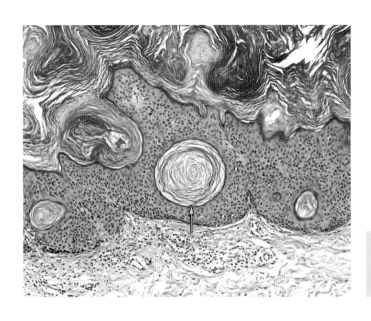

图 2.1.28.2　**假角质囊肿（脂溢性角化病）**
增生的基底样细胞内多个囊腔，囊腔内可见角质
物质。

2.1.29　外毛根鞘角化（trichilemmal keratinization）

毛囊的外毛根鞘细胞在角化过程中不产生透明角质颗粒，而直接形成角化，因此这种角化形式在生理情况下见于毛囊峡部以下的部位，在病理情况下则见于一些向外毛根鞘分化的囊肿和肿瘤，如外毛根鞘囊肿、增生性外毛根鞘囊肿、外毛根鞘瘤、外毛根鞘癌以及向外毛根鞘分化的基底细胞癌等（图 2.1.29）。

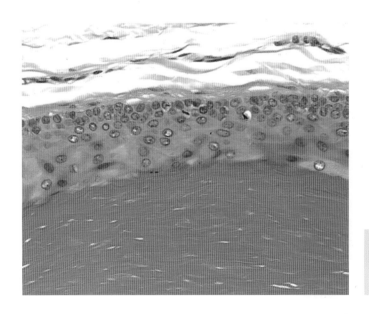

图 2.1.29　**外毛根鞘角化（外毛根鞘囊肿）**
囊壁表皮细胞胞质丰富，呈透明外观，似毛囊的
外毛根鞘细胞，内侧细胞无颗粒层，直接角化。

2.2 真皮病变（terms of the disorders in derma）

2.2.1 乳头状瘤样增生（papillomatosis）

乳头状瘤样增生指真皮乳头不规则向上延伸，致表皮表面呈不规则的波浪状起伏，同时表皮本身也有不规则的增生（图2.2.1.1）。见于尖锐湿疣、寻常疣、跖疣、疣状表皮发育不良、脂溢性角化病、疣状痣、皮脂腺痣、光线性角化病、黑棘皮病、融合性网状乳头状瘤样病、疣状肢端角化病、乳头乳晕角化过度症、职业性疣赘和砷角化病等。乳头状瘤样增生同时伴表皮角化过度、颗粒层增厚和棘层肥厚，则称疣状增生（verrucous hyperplasia）（图2.2.1.2），寻常疣为其典型改变。乳头状瘤（papilloma）是临床上呈指状或菜花样向外增生的一类尚未明确诊断的疾病的模糊概念，既非临床病名亦非组织病理学概念，应避免使用。

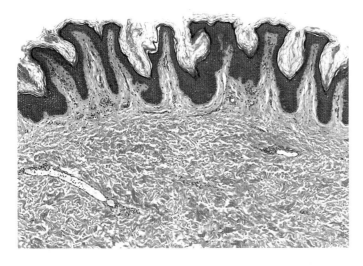

图 2.2.1.1　**乳头状瘤样增生（黑棘皮病）**
图中可见真皮乳头向上突起呈指状，两个乳头间凹陷，并充满角化物质，表皮皮面呈不规则的波浪状起伏。同时可见乳头顶部及乳头突起侧面的表皮变薄。

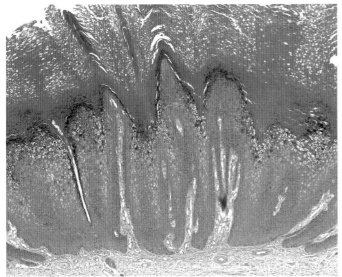

图 2.2.1.2　**疣状增生（寻常疣）**
图中可见角化过度伴角化不全，颗粒层增厚，棘层肥厚，棘层上部及颗粒层可见空泡细胞，表皮突延长，边缘之表皮突向内弯曲，向中心形成抱球状

2.2.2　境界带（grenz zone）

　　指表皮与真皮内肿瘤、增生的组织、浸润的细胞或其他病变之间有一条相对没有受病变累及的区域，形成一个境界清楚的边缘带。此现象可见于某些肿瘤如皮内痣、大淋巴细胞型 T 细胞淋巴瘤、皮肤白血病及皮肤转移癌等；增生组织如皮肤纤维瘤（图 2.2.2.1）；浸润细胞如瘤型或界线类偏瘤型麻风、面部肉芽肿及皮肤黑热病等（图 2.2.2.2）；变性物质如胶样粟丘疹、光线性弹力纤维病等。

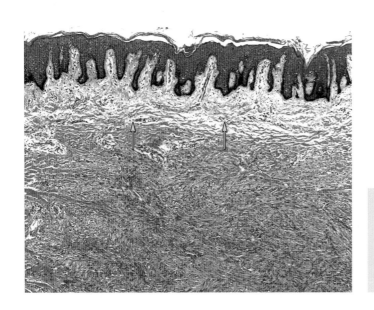

图 2.2.2.1　境界带组织增生（皮肤纤维瘤）
图中可见表皮突向下延伸，伴基底层色素增加。成纤维细胞及幼稚或成熟的胶原组成真皮内结节，无包膜，结节与表皮之间常隔以正常胶原纤维带，即境界带。箭头示境界带。

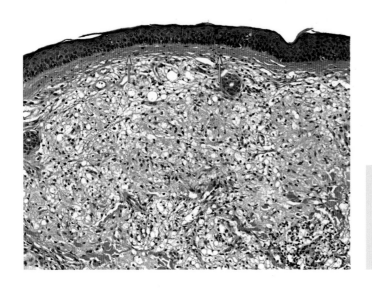

图 2.2.2.2　境界带浸润细胞（瘤型麻风）
表皮突变平，真皮上部有一条无炎症细胞侵入的"无浸润带"，真皮内有大量泡沫细胞浸润，胞质呈灰色，尚见少量淋巴细胞浸润。箭头示无炎症细胞浸润的境界带。

2.2.3　收缩间隙 （retraction space）

在基底细胞癌病变中，增生的肿瘤组织团块或条索与周围纤维组织之间常有一明显的裂隙状间隙，此间隙的形成可能是由于组织固定及脱水造成的人工现象，但此现象对于基底细胞癌与鳞状细胞癌及附属器的肿瘤如毛发上皮瘤等的鉴别仍有很大的帮助（图 2.2.3）。用组织化学酸性黏多糖染色时，在此间隙中可显示有硫酸软骨素 B 沉积。

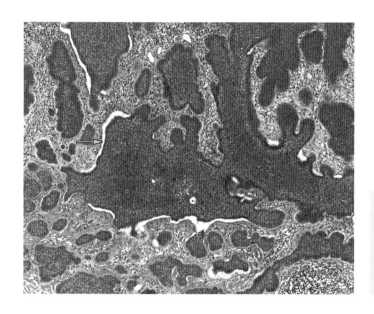

图 2.2.3　收缩间隙（基底细胞癌）
真皮内肿瘤细胞团块，呈集合状，瘤体由形态一致的基底样细胞组成，核大深染，周边细胞呈栅栏状排列，肿瘤团块与周围基质间有裂隙，即收缩间隙。箭头示收缩间隙。

2.2.4　透明变性 （hyaline degeneration）

变性（degeneration）是指细胞或组织损伤所引起的一类形态学变化，表现为细胞或间质内出现异常物质或正常物质数量过多，发生变性的细胞和组织的功能降低。透明变性又称为玻璃样变性（glassy degeneration），是指在间质或细胞内出现一种均质、无结构的半透明物质，被伊红或酸性复红染成鲜红色，PAS 阳性，耐淀粉酶，主要成分为糖蛋白。透明变性可出现在多种性质不同的病变，其病因、发生机制和化学性质均有不同，但在形态上都出现相似的均质性玻璃样物质。常见的透明变性有血管壁透明变性、结缔组织透明变性和细胞内透明变性三类。轻度透明变性可以恢复，但透明变性的组织容易发生钙盐沉着从而引起组织硬化。结缔组织透明变性可使组织变硬、失去弹性，常见于硬皮病及瘢痕组织等（图 2.2.4.1）；小血管壁透明变性可导致局部缺血和坏死，如青斑样血管病（图 2.2.4.2）；细胞内透明变性指细胞内出现均质、红染的玻璃样圆滴，如鼻硬结病中出现的 Russell 小体实际上就是一种浆细胞的透明变性。

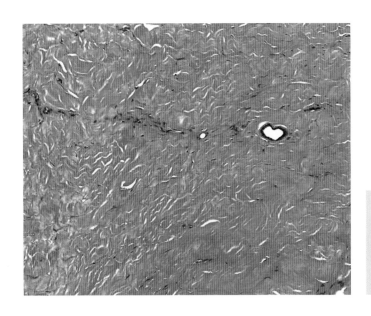

图2.2.4.1　**透明变性（硬皮病）**
真皮网状层胶原纤维明显增粗红染，排列紧密，呈均质、无结构的半透明状。大多与皮肤表面平行，网状层及皮下组织的纤维间隔增宽、硬化，同时可见少量炎症细胞浸润。

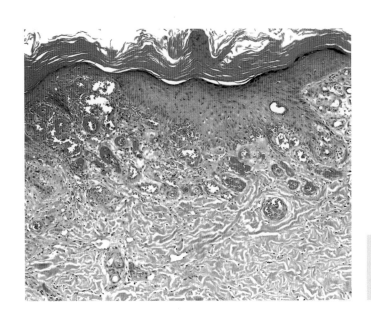

图2.2.4.2　**透明变性（青斑样血管病）**
真皮浅层血管壁增厚，呈均质、半透明状，可见大量出血。

2.2.5　胶样变性（colloid degeneration）

组织内出现弱嗜酸性、均一、无定形的胶样黏稠物质沉积。对胶样变性的性质尚无统一认识，大多数认为是胶原纤维变性的一种形式，也有认为是弹力纤维变性的结果（图2.2.5）。见于皮肤胶样粟丘疹、胶样囊肿和胶样癌等。

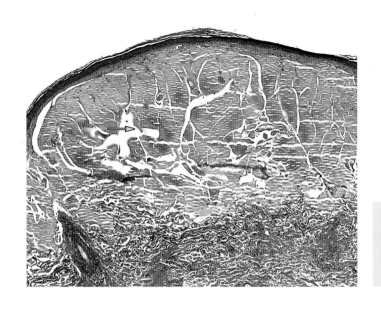

图 2.2.5　胶样变性——胶样粟丘疹
真皮乳头明显扩大，其中充满弱嗜酸性、均一、无定形的物质，其间有裂隙，沉积物周围有正常胶原纤维环绕。箭头示胶样物质。

2.2.6　嗜碱性变性（basophilic degeneration）

真皮上部结缔组织失去其嗜伊红性而出现无定形、均一或颗粒状的嗜碱性变化，甚至可表现为不规则排列的卷曲的嗜碱性纤维，病变与表皮之间可有一条狭窄的境界带（图 2.2.6）。用特殊染色时，其染色反应与弹力纤维相似，实际上是胶原纤维的一种变性。这种变化可以是某种疾病的特点之一，如光线性角化和光线性肉芽肿，也可因长期慢性日光照射而引起，如老年人头面部曝光部位皮肤以及老年性弹力纤维病或日光性弹力纤维病。

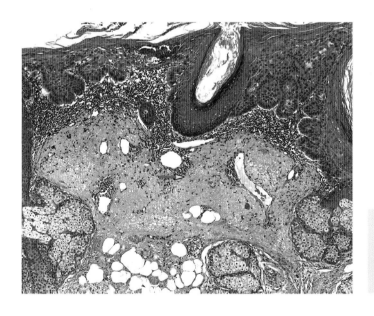

图 2.2.6　嗜碱性变性（光线性角化病）
真皮浅层胶原组织失去其嗜伊红性而出现无定形的嗜碱性变化。真皮乳头、血管周围有中等密度淋巴细胞浸润。箭头示嗜碱性变性物质。

2.2.7 淀粉样变性（amyloid degeneration）

组织内或血管壁出现一种呈特殊反应的无结构、半透明、均质性物质的沉积，由于其化学反应类似淀粉，即遇碘呈棕色，再经硫酸处理后则呈蓝色，故称淀粉样变性。但与碳水化合物所构成的淀粉毫无关系。淀粉样物质主要有淀粉样蛋白、免疫球蛋白轻链和内分泌源性淀粉样物质三类。淀粉样变性多发生于皮肤、肝、脾、肾、脑和淋巴结等器官，其发生原因和机制尚不完全清楚。轻度淀粉样变性一般可以恢复，重症淀粉样变性可因变性器官的实质细胞受损而发生功能障碍。在 HE 染色切片中，淀粉样物质呈均匀一致的淡红色，其间可出现裂隙，这种裂隙是由于组织固定、脱水时淀粉样物质收缩所致；对结晶紫染色则呈现特殊的异染性反应，呈紫红色（图 2.2.7.1、图 2.2.7.2）。在皮肤淀粉样变的组织切片中，淀粉样物质常见于真皮乳头层，与胶样粟丘疹中的胶样变性不易区别。

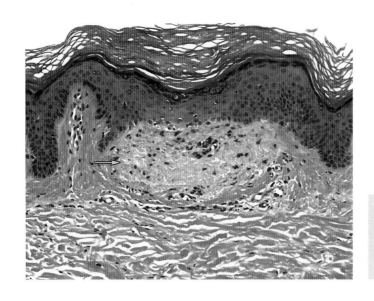

图 2.2.7.1　淀粉样变性（皮肤淀粉样变病）
真皮乳头内有轻度嗜伊红性无定形的淀粉样蛋白团块沉积，其中有裂隙，尚见噬黑素细胞及色素颗粒。箭头示淀粉样物质。

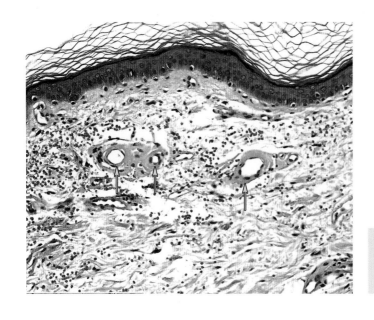

图 2.2.7.2　淀粉样变性（系统性淀粉样变病）
血管壁均质状物质沉积，大量出血。箭头示血管壁淀粉样物质。

2.2.8 纤维蛋白样变性 （fibrinoid degeneration）

又称纤维素沉积（fibrin deposit），系间质胶原纤维及小血管壁的一种变性，因病变组织具有纤维蛋白的染色反应，故称为纤维蛋白样变性。纤维蛋白样物质在 HE 染色中呈深红色、均质性，在苏木素 – 磷钨酸染色中呈深蓝色，Van Gieson 染色呈黄色，结晶紫染色呈紫色。病变部位的组织结构逐渐消失，变为一团境界不清的颗粒状、条块状无结构物质，呈强嗜酸性红染。纤维蛋白样变性实际上是组织坏死的一种表现，故也称为纤维素样坏死（fibrinoid necrosis）。胶原纤维的纤维蛋白样变性见于类风湿结节，血管壁的纤维蛋白样变性见于变应性血管炎及硬红斑等（图 2.2.8.1、图 2.2.8.2）。

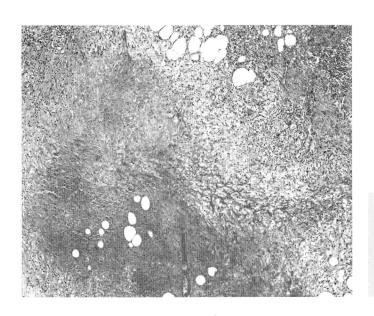

图 2.2.8.1 纤维蛋白样变性（类风湿结节）
真皮下部典型的类风湿结节。有三层：中央为一团纤维蛋白样坏死，中间带为放射状或栅栏状排列的细胞层，主要为成纤维细胞和组织细胞，外周为血管性肉芽组织，有慢性炎症细胞浸润。

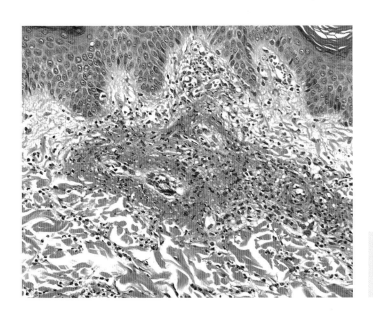

图 2.2.8.2 纤维蛋白样变性（过敏性紫癜）
真皮内小血管的管壁内均质的嗜伊红物质沉积，周围见中性粒细胞和核尘。

2.2.9　黏液变性（mucinous degeneration）

真皮胶原纤维基质中，由于黏多糖增多或由于其性质发生改变而引起的变化。病变部位因胶原纤维束间的黏液物质沉积而使间隙增宽，胶原纤维肿胀、分离或溶解，在 HE 染色时通常不易辨认，黏液内的酸性黏多糖用阿辛蓝染色呈浅蓝色、甲苯胺蓝染色呈紫色（图 2.2.9）。见于黏液水肿性苔藓和胫前黏液水肿等。黏液变性的发生机制尚不清楚，在病因消除后，黏液变性可恢复，但病变长期存在可引起结缔组织增生而导致硬化。

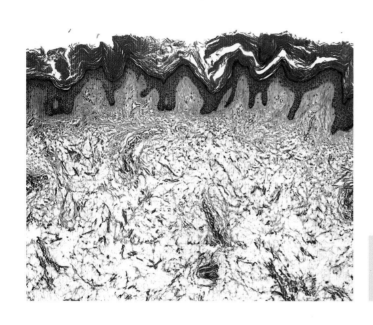

图 2.2.9　黏液变性（胫前黏液性水肿）
真皮胶原纤维肿胀、断裂，胶原纤维彼此分离，间隙增宽，是因胶原纤维束间的黏蛋白沉积所致。

2.2.10　弹力纤维变性（degeneration of elastic fibers）

指弹力纤维呈无定形、颗粒状或粗细不均呈卷曲状、嗜碱性变，重则断裂、破碎、聚集成团，甚至溶解、消失。需做弹力纤维染色证实。常见于：

2.2.10.1　皮肤光老化及慢性光线性皮肤病
如老年人曝光部位皮肤、光线性肉芽肿及光线性弹力纤维病等；

2.2.10.2　慢性肉芽肿
如皮肤结核、麻风和梅毒等；

2.2.10.3　弹力纤维病
如弹力纤维假黄瘤、匐行性穿通性弹力纤维病及肢端角化性类弹力纤维病等（图 2.2.10）；

2.2.10.4　萎缩性或松弛性皮肤病
如皮肤斑状萎缩、皮肤松弛症等。

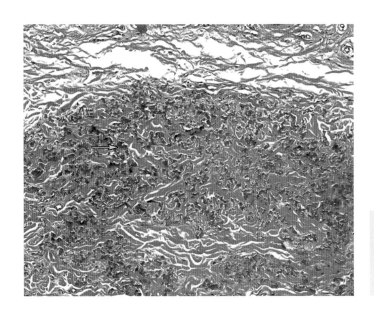

图 2.2.10　弹力纤维变性（弹力纤维假黄瘤）
真皮中部有断裂、肿胀、呈小集簇轻度嗜碱性的碎片状或颗粒状物。弹力纤维染色证实为变性的弹力纤维。箭头示变性的弹力纤维。

2.2.11　渐进性坏死（necrobiosis）

真皮结缔组织纤维、纤维细胞、脂肪细胞以及血管失去正常着色能力，但仍可见其正常结构的轮廓。在坏死病变中无明显炎症细胞浸润，但在坏死区的边缘可见成纤维细胞、组织细胞或上皮样细胞呈栅栏状排列。渐进性坏死是一种不完全的坏死，病变区域尚可见增生或具有修复能力的细胞存在。见于环状肉芽肿、类脂质渐进性坏死及类风湿结节等（图 2.2.11）。

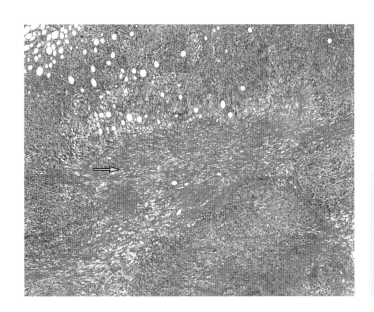

图 2.2.11　渐进性坏死（环状肉芽肿）
皮下脂肪中下部的胶原、成纤维细胞和血管等失去正常的着色能力，但仍可见其正常结构的组织轮廓，外周有呈栅栏状排列的上皮样细胞和组织细胞，伴淋巴细胞及多核巨细胞浸润。箭头示发生渐进性坏死的胶原。

2.2.12　色素沉积（pigment deposition）

指真皮内有黑素颗粒以外的色素沉积，这些色素的微细颗粒通常存在于真皮上部、附属器、血管及神经附近，常有噬黑素细胞存在。色素的来源可为内源性，如色素性紫癜性皮病中的含铁血黄素（图2.2.12.1），也可为外源性，见于文身及银沉积症（图2.2.12.2）。

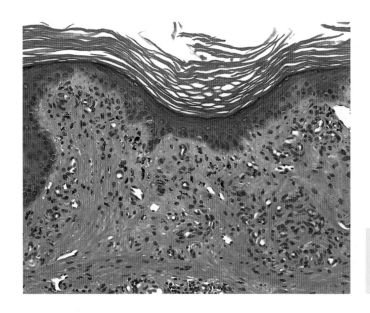

图 2.2.12.1　色素沉积（淤滞性皮炎）
真皮浅层可见含铁血黄素沉积，毛细血管增生，炎症细胞浸润较轻。

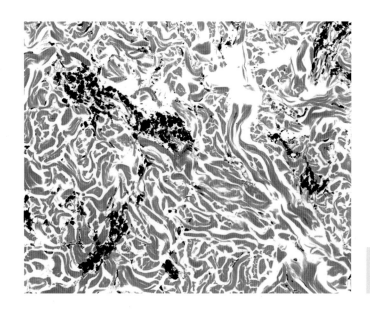

图 2.2.12.2　色素沉积（文身）
真皮可见黑色颗粒状物质。

2.2.13　脂质沉积（lipid deposition）

脂质沉积属于脂肪变性的一种，指皮肤内有脂质沉积，可以为原发性，也可以为继发性。脂质可以在细胞内，也可以在细胞外（图 2.2.13）。黄色瘤的泡沫细胞胞质内即有脂质存在。细胞外脂质沉积往往是继发性，常见于糖尿病性类脂质渐进性坏死。某些脂质沉积症的脂质则可在细胞内、外同时沉积。在石蜡切片中变性细胞胞质内的脂滴被脂溶剂（如二甲苯）溶解而呈圆形空泡状；在冷冻切片上作脂肪染色，脂滴被苏丹Ⅲ染成橘红色，被苏丹Ⅳ染成红色，被锇酸染成黑色，可与空泡变性相区别。脂质沉积是一种可复性过程，其损伤较细胞肿胀重，但在病因消除后仍可恢复，病因持续存在时变性细胞也可发生坏死。

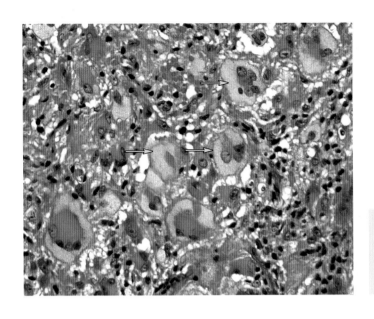

图 2.2.13　脂质沉积（黄色肉芽肿）

真皮内组织细胞和 Touton 巨细胞的胞质呈泡沫状，系沉积的脂质被二甲苯溶解所致。箭头示 Touton 巨细胞内泡沫状的脂质。

2.2.14　钙沉积（calcinosis）

正常机体内，仅有骨和牙齿中含有固体钙盐，如果在骨和牙齿以外的其他组织内有固体钙盐沉积，则称之为病理性钙化，沉积的钙盐主要是磷酸钙，其次为碳酸钙（图 2.2.14）。病理性钙化可分为营养不良性钙化和转移性钙化，营养不良性钙沉积指变性、坏死的组织或异物中出现钙盐沉积，较常见，而机体本身并无全身性钙、磷代谢障碍，血钙正常。转移性钙化指由于全身性的钙、磷代谢障碍，引起机体血钙或血磷升高，导致钙盐在未受损伤的组织内沉积，常继发于钙磷代谢障碍性疾病，如甲状旁腺功能亢进、多发性骨髓瘤和肾功能不全等。此外，尚有特发性钙沉积，原因不明。钙沉积的病理表现为真皮内可见无定形、深嗜碱性而致密的颗粒沉积物，有时也可为大块沉积物，其周围往往有异物巨细胞反应。

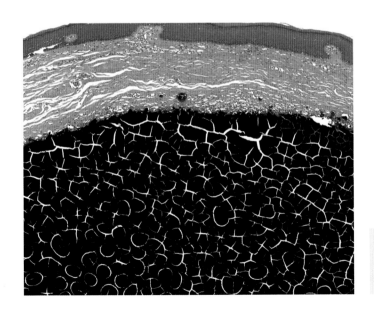

图 2.2.14　钙沉积（阴囊钙质沉积症）

真皮内大块状的钙沉积，HE 染色呈深蓝色。沉积物周围见增生的纤维组织。

2.2.15 血管闭塞（vascular obliteration）

指血管内膜增生、管壁增厚、内壁粗糙，使血管管腔狭窄、血流缓慢，最终管腔闭塞。见于结节性血管炎、巨细胞动脉炎、闭塞性血栓性脉管炎、硬皮病、恶性萎缩性丘疹病和转移性皮肤钙质沉积症等（图 2.2.15）。

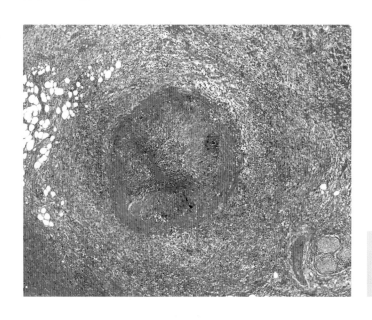

图 2.2.15　血管闭塞（颞动脉炎）
血管内膜增生、管壁增厚、管腔几近闭塞，管壁和血管周围炎症细胞浸润。

2.2.16 血栓形成（thrombosis）

在活体心脏和血管内，血液发生凝固或血液中的某些成分相互黏集，形成固体团块的过程称为血栓形成，该种固体团块称为血栓。血栓形成的原因可为心血管内膜的损伤、血流状态改变或血液凝固性增加等。血栓最终可以软化、溶解和吸收，也可以机化和发生钙化。常见于颞动脉炎、闭塞性血栓性脉管炎、浅表血栓性静脉炎及弥散性血管内凝血等（图 2.2.16.1、图 2.2.16.2）。

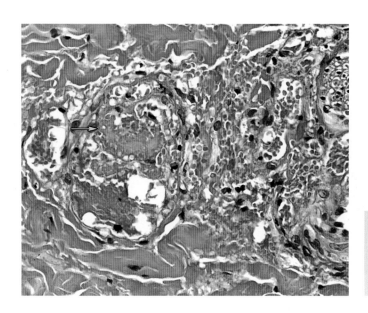

图 2.2.16.1　血栓形成，弥散性血管内凝血（暴发性紫癜）
真皮小静脉内纤维蛋白性血栓，并可见大量红细胞外溢。

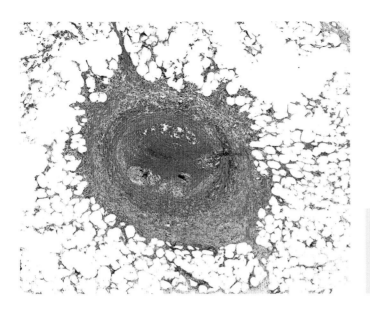

图 2.2.16.2　**血栓形成，肌性血管内血栓（血栓性静脉炎）**
皮下脂肪肌性血管内纤维蛋白性血栓，可见血栓机化、再通。

2.2.17　肉芽组织（granulation tissue）

肉芽组织由新生的毛细血管及纤维结缔组织和各种炎症细胞组成，肉眼表现为鲜红色，颗粒状，柔软湿润，形似鲜嫩的肉芽故名（图 2.2.17）。镜下可见大量增生的内皮细胞和扩张的毛细血管，向创面垂直生长，在边缘区域可形成袢状弯曲的毛细血管网。在毛细血管周围有许多新生的成纤维细胞和水肿性胶原组织，以及淋巴细胞、组织细胞和浆细胞等急性或慢性炎症细胞浸润。

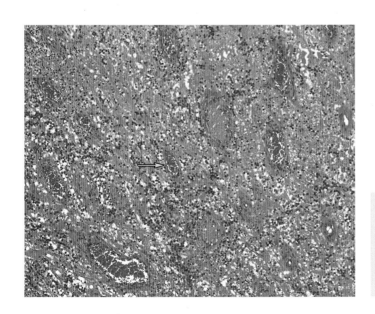

图 2.2.17　**肉芽组织（溃疡修复）**
水肿性胶原组织、许多成纤维细胞以及新生的毛细血管，伴以相当致密的淋巴细胞、组织细胞和浆细胞等浸润。箭头示走向与创面垂直，并形成袢状弯曲的毛细血管网。

2.2.18　肉芽肿（granuloma）

肉芽肿为一种以上皮样细胞和多核巨细胞浸润为特点的慢性增生性病变，可伴有多少不等的淋巴细胞、浆细胞、中性粒细胞、嗜酸性粒细胞等。肉芽肿可分为特异性肉芽肿及非特异性肉芽肿。常见的特异性肉芽肿有：

2.2.18.1　结核结节（tuberculous tubercle）、**结核样结节**（tuberculoid tubercle）**及结核样浸润**（tuberculoid infiltration）

由上皮样细胞组成，并有 Langhans 巨细胞，周围有淋巴细胞形成结节性浸润，中央有干酪样坏死称结核结节，见于皮肤结核、颜面播散性粟粒性狼疮（图 2.2.18.1.1）。上述改变中若无干酪样坏死则称结核样结节，多数寻常狼疮、疣状皮肤结核中常为结核样结节（图 2.2.18.1.2）。若上述细胞不形成结节，分布比较弥漫，而且细胞成分及排列也没有一定的规律，则称为结核样浸润，见于结核样型麻风、深部真菌病等。

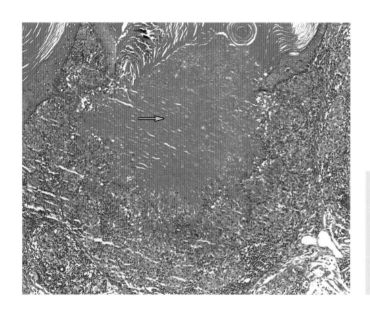

图 2.2.18.1.1　结核结节（颜面播散性粟粒性狼疮）

真皮中上部结核结节，由上皮样细胞组成，并有 Langhans 巨细胞，结节周围较多淋巴细胞浸润，结节中央见干酪样坏死。箭头示结核结节内的大量干酪样坏死物质。

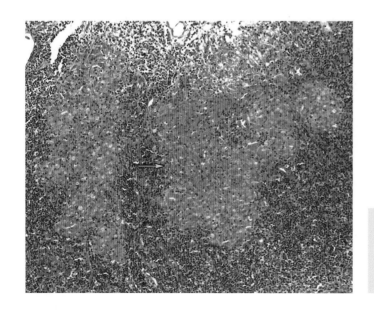

图 2.2.18.1.2　结核样结节（寻常狼疮）

由上皮样细胞和 Langhans 巨细胞组成的结核样结节，结节中央无干酪样坏死，外围绕以淋巴细胞浸润。箭头示结核样结节。

2.2.18.2 异物肉芽肿（foreign body granuloma）

由组织细胞及异物巨细胞组成，并有少数炎症细胞，有时可见异物，如寄生虫肉芽肿、表皮囊肿破裂伴异物反应（图 2.2.18.2）。异物肉芽肿是机体对"外界"物质进入皮肤的反应，如寄生虫、油类、尿酸盐、角蛋白、锆、铍、文身颜料、手术缝线等。

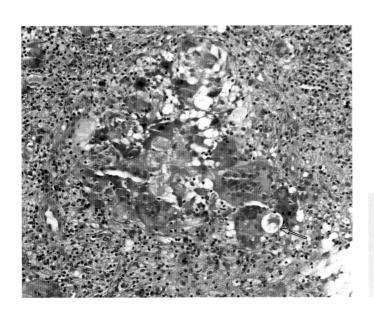

图 2.2.18.2　**异物肉芽肿（表皮囊肿破裂伴异物反应）**
表皮囊肿破裂后引起的异物肉芽肿反应。囊壁组织及大部分角质物质已被吞噬细胞吞噬、消化，故无囊壁。

2.2.18.3 麻风结节或麻风瘤（leproma）

也称为麻风肉芽肿，主要由泡沫状麻风细胞及麻风菌球组成，周围可有上皮样细胞、淋巴细胞和浆细胞，见于瘤型麻风的真皮内神经、血管和皮肤附属器及其周围，肉芽肿中央的神经常可见坏死区（图 2.2.18.3）。

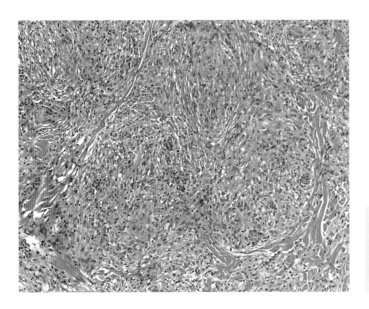

图 2.2.18.3　**麻风结节（瘤型麻风）**
真皮深部神经内及其周围泡沫状组织细胞、上皮样细胞和淋巴细胞浸润。抗酸染色可发现大量麻风杆菌。

2.2.18.4　真菌性肉芽肿（fungus granuloma）

由上皮样细胞、浆细胞和多核巨细胞组成，也可表现为结核样结节，但中性粒细胞较多，可形成脓肿，在脓肿和多核巨细胞内常可发现真菌，常伴假上皮瘤样增生及表皮内小脓肿。见于深部真菌病如毛霉病（图 2.2.18.4）。

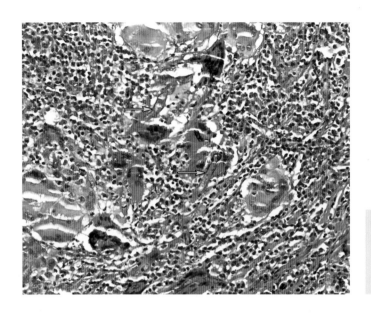

图 2.2.18.4　**真菌性肉芽肿（毛霉病）**
大量组织细胞、多核巨细胞、中性粒细胞、淋巴细胞、嗜酸性粒细胞及浆细胞。箭头示多核巨细胞内的菌丝。

2.2.18.5　栅栏状肉芽肿（palisaded granuloma）

中央为变性、坏死的胶原区，周围有组织细胞、上皮样细胞和多核巨细胞浸润，组织细胞围绕坏死胶原区呈放射状或栅栏状排列。见于环状肉芽肿、类脂质渐进性坏死（见图 2.2.11）及类风湿结节等。

2.2.18.6　上皮样细胞肉芽肿（epithelioid cell granuloma）

由上皮样细胞所组成的结节，境界清楚，分布均匀，大小基本一致，周围很少或无淋巴细胞浸润，此种结节称为裸结节（naked tubercle）。见于结节病（图 2.2.18.6）。

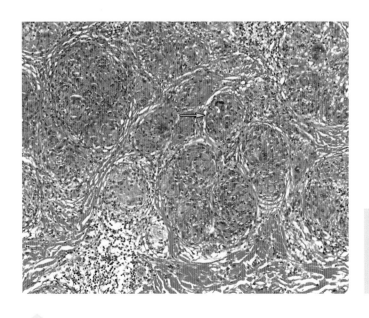

图 2.2.18.6　**上皮样细胞肉芽肿（结节病）**
真皮内由上皮样细胞组成的"裸结节"，境界清楚，分布均匀，大小一致，结节周围见纤维包裹，少量淋巴细胞浸润。箭头示裸结节。

2.2.19　彩球状（pompon-like）

指彼此连接成波浪状、回状或曲线状的真皮乳头突向大疱腔内或剥脱的表皮侧。见于大疱性表皮坏死松解型药疹、迟发性皮肤卟啉病和暴发性紫癜等（图2.2.19）。

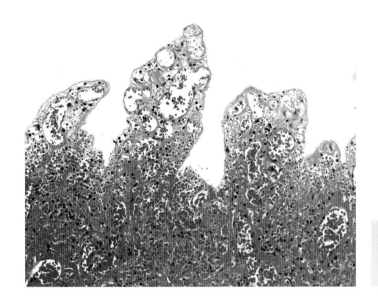

图 2.2.19　彩球状（暴发性紫癜）
真皮乳头彼此连接成波浪状突向剥脱的表皮侧，同时可见血管内血栓和红细胞外溢。

2.3　皮下组织病变（terms of the disorders in subcutaneous tissue）

2.3.1　增生性萎缩（proliferative atrophy or wucher atrophy）

指皮下组织由于炎症细胞的浸润而使脂肪组织及细胞发生变性、萎缩甚至消失，最终脂肪组织被浸润细胞或纤维化的组织所代替，以致皮下组织的体积未见减少，有时反而增加，故又称为脂肪替代性萎缩（wucher atrophy），常见于结节性红斑和硬红斑等。

2.3.2　脂膜炎（panniculitis）

脂膜炎是各种累及皮下脂肪的炎症，甚至包括肿瘤性疾病的总称，因在组织病理学上表现为皮下脂肪组织不同程度的炎症细胞浸润、水肿、液化或变性坏死而作为一个概念。脂肪细胞变性坏死后，其释放出来的脂质被组织细胞吞噬，形成泡沫细胞。脂质水解成为甘油及脂肪酸，脂肪酸可刺激形成异物肉芽肿或噬脂细胞肉芽肿。根据炎症累及的主要部位不同，又可分为间隔性脂膜炎和小叶性脂膜炎两类：

2.3.2.1 间隔性脂膜炎（septal panniculitis）

炎症主要发生于脂肪间隔，见于硬皮病、结节性红斑。还可见于白细胞碎裂性血管炎、血栓性静脉炎、结节性多动脉炎、类脂质渐进性坏死、环状肉芽肿、类风湿结节、渐进性坏死性黄色肉芽肿等疾病（图2.3.2.1）。

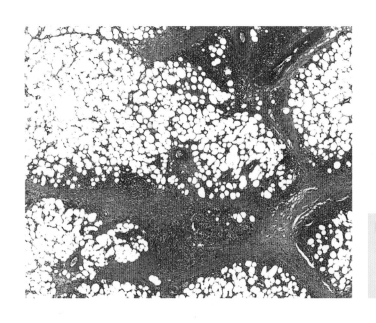

图2.3.2.1 间隔性脂膜炎（结节性红斑）
皮下脂肪间隔内成纤维细胞及纤维增生，脂肪间隔增宽，间隔内及邻近的脂肪小叶中以淋巴细胞、组织细胞和多核巨细胞为主的浸润。

2.3.2.2 小叶性脂膜炎（lobular panniculitis）

炎症主要发生于脂肪小叶内，见于深在性红斑狼疮、麻风性结节性红斑、结节性血管炎、Crohn病、新生儿硬化症、结节病、皮下脂膜炎样T细胞淋巴瘤、胰腺病性脂膜炎、人工脂膜炎、皮下脂肪坏死、外伤性脂膜炎、类固醇激素后脂膜炎、寒冷性脂膜炎及细菌、深部真菌、寄生虫、分枝杆菌感染等（图2.3.2.2）。

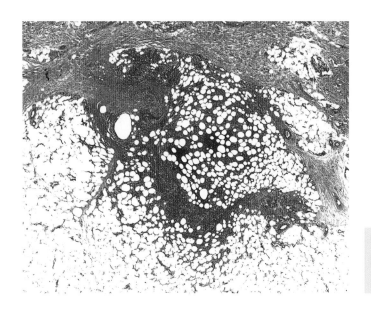

图2.3.2.2 小叶性脂膜炎（结节性血管炎）
皮下脂肪小叶内以组织细胞、淋巴细胞为主的浸润，尚可见片状脂肪坏死。

2.3.3 脂肪细胞坏死（fat cell necrosis）

即脂肪细胞的死亡。与其他细胞坏死的表现不同（典型表现为核的改变，即核固缩、核溶解、核碎裂），坏死脂肪细胞可表现为无核细胞或细胞结构的完全解离。见于某些脂膜炎如 α_1- 抗胰蛋白酶缺陷性脂膜炎、胰腺病性脂膜炎及硬红斑等。脂肪坏死有许多类型：

2.3.3.1 噬脂性坏死（lipophagic necrosis）

最多见，泡沫状组织细胞内含有死亡脂肪细胞释放的脂质物质，细胞内见大量苍白的微小空泡，或呈颗粒状胞质（图 2.3.3.1）。

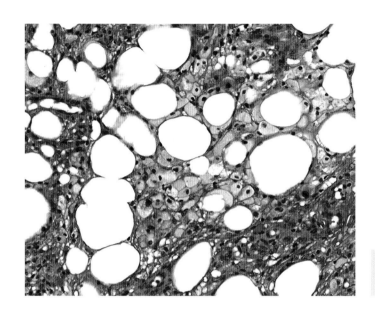

图 2.3.3.1 **噬脂性坏死（结节性血管炎）**
组织细胞吞噬脂质，形成泡沫状胞质的噬脂细胞。

2.3.3.2 脂肪液化坏死（liquefactive fat necrosis）

脂肪细胞的溶解性坏死，最终产生颗粒状双染性碎屑（图 2.3.3.2）。

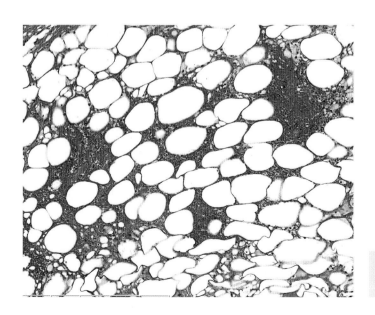

图 2.3.3.2 **脂肪液化坏死（结节性血管炎）**
脂肪细胞溶解性坏死，形成双染性颗粒状碎屑。

2.3.3.3 透明脂肪坏死（hyalinizing fat necrosis）

见于干性坏疽脂肪细胞，表现为胞质内玻璃样均质性蛋白物质，胞内结构消失（图2.3.3.3）。

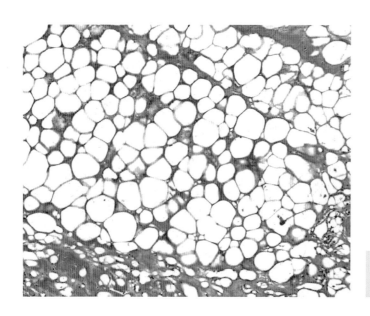

图2.3.3.3 透明脂肪坏死（狼疮性脂膜炎）
脂肪细胞呈嗜伊红均质状，细胞核消失。

2.3.3.4 脂膜性/膜囊性脂肪坏死（lipomembranous /membranocystic fat necrosis）

是一种脂肪细胞坏死的晚期，表现为崩塌细胞器的边缘有一条皮革样嗜酸性或双嗜性条带状膜样结构。当出现广泛脂膜性脂肪坏死时，可见无细胞结构的脂肪微囊，称为膜囊性脂肪坏死（图2.3.3.4）。

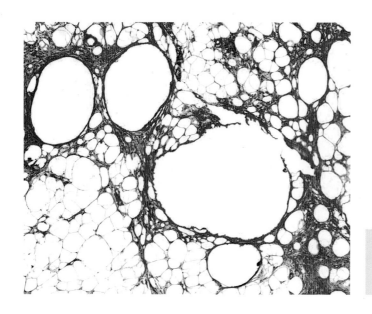

图2.3.3.4 膜囊性脂肪坏死（外伤性脂膜炎）
无细胞结构的脂肪微囊，边缘有嗜酸性条带状膜样结构。

2.3.3.5 缺血性脂肪坏死（ischemic fat necrosis）

常见于受累小叶的中央，早期改变较轻，表现为小叶中央出现小的脂肪细胞，许多是无核细胞，晚期表现出噬脂性坏死的特征（图 2.3.3.5）。

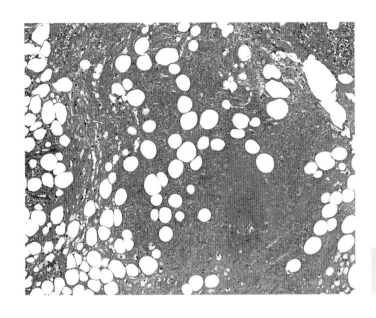

图 2.3.3.5 缺血性脂肪坏死（硬红斑）
无核脂肪细胞，体积较小，细胞间距增大。

2.3.4 Miescher 放射状肉芽肿（Miescher radial granuloma）

即组织细胞呈小结节状聚集，其中央有一星形或香蕉形裂隙。早期损害，Miescher 放射状肉芽肿灶性分布于脂肪间隔中，周围有中性粒细胞；较久的结节，组织细胞融合成多核巨细胞，胞质内仍可见到星状中央裂隙（图 2.3.4）。Miescher 放射状肉芽肿见于结节性红斑损害演变的各期，具有诊断价值。但在 Sweet 综合征、Bazin 硬红斑、白塞病及类脂质渐进性坏死中也可发现 Miescher 放射状肉芽肿。

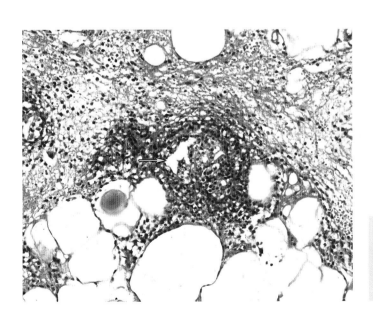

图 2.3.4 Miescher 放射状肉芽肿（结节性红斑）
组织细胞呈小结节状聚集，其中央有一星形或香蕉形裂隙，周围组织细胞呈放射状排列。箭头示放射状排列的组织细胞呈小结节状聚集。

普通病理改变（terms in general histopathology）

2.4.1 坏死（necrosis）

指机体内组织或细胞的死亡，是由变性发展而来的被动性细胞死亡形式，其特征为细胞核和细胞质的溶解。坏死的细胞主要表现为：①细胞核的改变，是细胞坏死的主要形态学标志，包括核浓缩、核碎裂及核溶解，在 HE 染色中，核的染色变淡，甚至只能看到核的轮廓，最终完全消失；②细胞质的改变，坏死细胞的胞质常肿胀、红染、细胞内微细结构消失，最终细胞结构完全消失；③间质的改变：包括基质崩解、胶原纤维肿胀或液化。坏死组织则呈现出一片均质性无结构的淡红色、颗粒状区域，周围组织常有炎症反应。

2.4.1.1 干酪样坏死（caseous necrosis）

这是一种特殊类型的凝固性坏死。组织坏死后，局部所有结构完全被破坏，形成无定形的颗粒状，其中含有大量类脂质，因而肉眼观呈现灰黄色，质地松软或较硬，类似干酪样的团块而得名。HE 染色切片中，干酪样坏死区失去正常组织结构的轮廓，表现为无定形颗粒状嗜伊红物质。见于皮肤结核如寻常狼疮、疣状皮肤结核、瘰疬性皮肤结核、颜面播散性粟粒性狼疮等（图 2.4.1.1），也可见于晚期梅毒及结核样型麻风的神经损害。

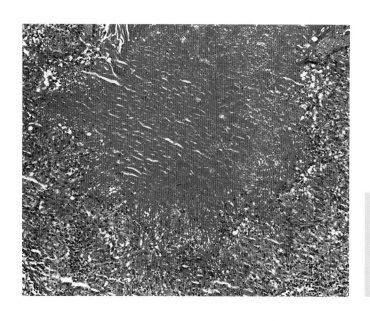

图 2.4.1.1 **干酪样坏死（颜面播散性粟粒性狼疮）**
图中所见红染团块为干酪样坏死区，形成无定形的颗粒状外观，坏死区周围见上皮样细胞和淋巴细胞。

2.4.1.2 渐进性坏死（necrobiosis）

是一种不完全的坏死，指真皮结缔组织纤维、纤维细胞、脂肪细胞以及血管均失去正常着色能力，但仍见其正常结构的轮廓，在坏死病变中无明显炎症，而在坏死的边缘通常可见成纤维细胞、组织细胞或上皮样细胞呈栅栏状排列。在渐进性坏死程度较轻时，病变区域内除可见坏死细胞外，还可有尚能增生并有修复能力的细胞。渐进性坏死可见于环状肉芽肿、糖尿病性类脂质渐进性坏死、渐进性坏死性黄色肉芽肿及猫抓病、栅栏状中性粒细胞性和肉芽肿性皮炎、风湿结节及类风湿结节等。

2.4.1.3　角质形成细胞坏死
指表皮中的角质形成细胞呈单个或大片状死亡。

2.4.1.3.1　单个细胞坏死
见于固定性药疹、多形红斑、种痘样水疱病、肠源性肢端皮炎等（图2.4.1.3.1）。

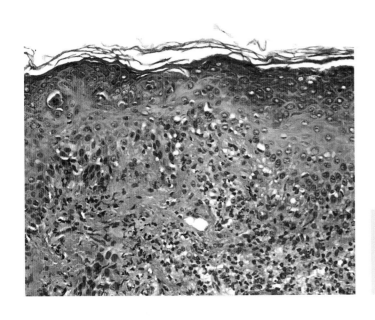

图 2.4.1.3.1　单个角质形成细胞坏死（固定性药疹）
可见坏死的单个角质形成细胞，真皮浅层噬黑素细胞，淋巴细胞浸润。

2.4.1.3.2　大片状坏死
　见于刺激性接触性皮炎、金黄色葡萄球菌性烫伤样皮肤综合征、大疱性表皮坏死松解型药疹、胰高血糖素瘤综合征、Ⅲ度皮肤烧伤等（图2.4.1.3.2）。

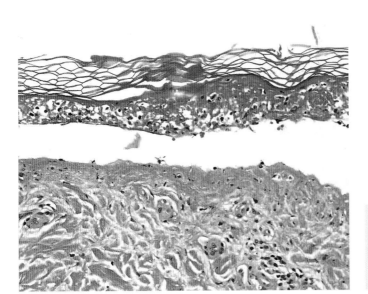

图 2.4.1.3.2　角质形成细胞大片状坏死（大疱性表皮坏死松解型药疹）
大片角质形成细胞坏死，胞质肿胀，胞核碎裂，海绵水肿，表皮下水疱

2.4.1.4 楔形坏死

见于丘疹坏死性结核疹（图 2.4.1.4）、恶性萎缩性丘疹病，有时也可见于急性痘疮样苔藓样糠疹和淋巴瘤样丘疹病。

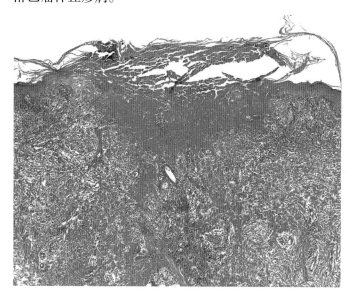

图 2.4.1.4 **楔形坏死（丘疹坏死性结核疹）**
局部坏死的表皮和真皮，其上大片结痂，坏死区上宽下窄，呈楔形。

2.4.2 凋亡（apoptosis）

又称为程序化细胞死亡（programmed cell death），是一种在特定时间主动发生的、受基因严密调控的细胞逐渐死亡现象，是具有特定形态特征的生理性细胞死亡形式。凋亡细胞的最早形态标志是细胞皱缩，失去细胞间连接，染色质边聚；其后细胞固缩，胞质嗜酸性浓染，核碎裂，但溶酶体、线粒体保持完整；最后形成凋亡小体，内含核碎片及其他细胞成分，由组织细胞吞噬，无炎症反应。与细胞坏死不同之处在于，凋亡发生于单个散在的细胞，细胞膜常保持完整，细胞器多无明显改变，细胞体积固缩变小，染色质在核膜下呈半月形聚集（图 2.4.2）。皮肤中角质形成细胞的终末分化也是一种特殊形式的凋亡，扁平苔藓、红斑狼疮中的 Civatte 小体即是一种凋亡小体。

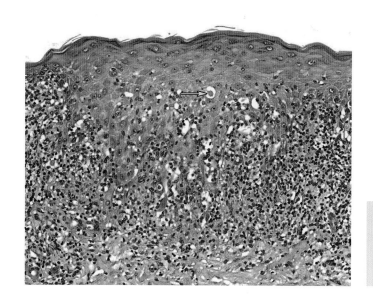

图 2.4.2 **凋亡（扁平苔藓）**
图中所见嗜酸性浓染的细胞即为凋亡细胞，称为胶样小体或 Civatte 小体。同时可见到明显的基底细胞液化变性。

2.4.3　核固缩（karyopyknosis）

指细胞核皱缩扭曲，染色变深，核的体积缩小，细胞质往往呈空泡状（图2.4.3）。发生于表皮者常见于急性烧伤及一些发生表皮坏死的疾病，也常见于真皮内的浸润细胞。

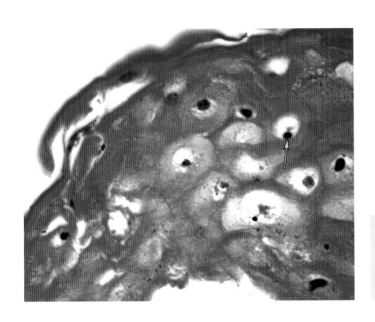

图2.4.3　核固缩（大疱性表皮坏死松解型药疹）
表皮角质形成细胞肿胀，胞质呈空泡样，胞核深染，体积缩小、固缩；部分坏死细胞中核的结构消失、溶解；同时可见到红染的凋亡细胞

2.4.4　核碎裂（karyorrhexis）

指细胞核的染色质崩解为小碎片，核膜破裂，染色质碎片分散于胞质中，为细胞死亡的象征，可发生于表皮细胞、中性粒细胞和淋巴细胞。

2.4.4.1　表皮细胞
见于大疱性表皮坏死松解型药疹。

2.4.4.2　白细胞（核尘）
中性粒细胞也可碎裂呈嗜碱性的颗粒，又名白细胞碎裂（leukocytoclasis），其细微的核染色质颗粒又名核尘（nuclear dust）。常见于脓疱性皮肤病如脓疱型银屑病、角质层下脓疱病、连续性肢端皮炎等，以及白细胞碎裂性血管炎如皮肤变应性血管炎、过敏性紫癜、Sweet综合征、荨麻疹性血管炎及持久性隆起性红斑等（图2.4.4.2）。

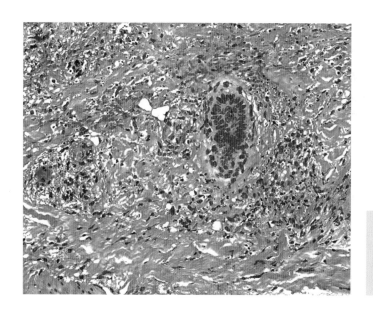

图 2.4.4.2　**核碎裂（变应性血管炎）**
图中显示真皮浅层血管壁纤维蛋白样变性，血管周围见大量中性粒细胞及碎裂的细胞核（核尘），红细胞外溢。

2.4.5　核溶解（karyolysis）

发生核固缩、核碎裂的细胞核最后完全溶解消失，即核溶解。核溶解也可不经过核固缩或核碎裂过程而一开始即独立进行，在这种情况下，受损的细胞核很早就消失。

2.4.6　萎缩（atrophy）

是指细胞数量或组织的减少。可因单纯内、外压力所造成，也可因炎症、营养障碍等原因引起。萎缩可仅限于表皮，也可合并真皮、皮下组织的广泛萎缩，甚至皮肤附属器亦可萎缩，如麻风。

2.4.6.1　表皮萎缩

主要为棘层细胞数量减少所致，因此表皮变薄，表皮突不明显，甚至消失，以致表皮呈带状。常见于老年皮肤以及炎症性皮肤病如结缔组织病、硬化萎缩性苔藓、萎缩性慢性肢端皮炎等（图 2.4.6.1）。

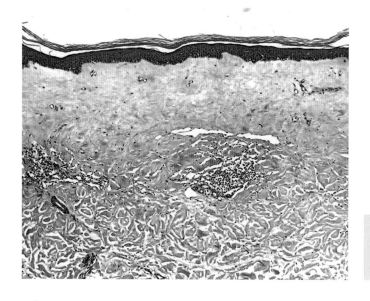

图 2.4.6.1　**表皮萎缩（硬化萎缩性苔藓）**
表皮变薄，表皮突消失呈带状，棘层细胞数量减少。

2.4.6.2 真皮萎缩

指整个真皮的厚度缩小，由于胶原纤维或弹力纤维减少所致，通常伴有毛囊及皮脂腺的萎缩或消失。真皮萎缩显著时，在真皮浅层可出现较大的血管、汗腺甚至脂肪组织。真皮萎缩可以是先天性缺少结缔组织而造成的真皮萎缩，如浅表脂肪瘤样痣，也见于后天性萎缩性疾病，如萎缩性慢性肢端皮炎。斑状皮肤萎缩及线状皮肤萎缩则是弹力纤维变性或消失所致，可通过弹力纤维染色来证实。某些肿瘤可表现为真皮萎缩，如萎缩性皮肤纤维瘤，萎缩性隆突性皮肤纤维肉瘤（图 2.4.6.2）。

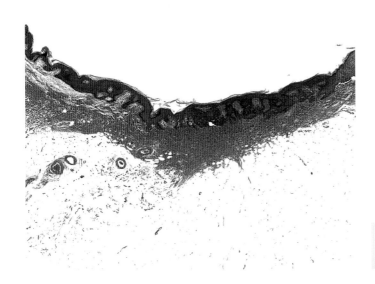

图 2.4.6.2　真皮萎缩（萎缩性皮肤纤维瘤）
真皮层厚度缩小。

2.4.6.3　皮下组织萎缩

系多种原因使脂肪组织及细胞发生变性、萎缩，甚至消失，或被浸润细胞及增生的纤维组织所取代。组织病理表现为皮下组织内脂肪细胞体积缩小，脂肪层变薄。如脂肪萎缩和脂肪营养不良（图 2.4.6.3）。

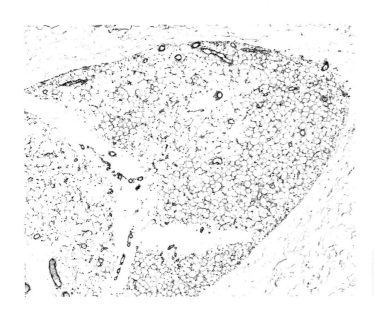

图 2.4.6.3　局限性脂肪萎缩
脂肪细胞体积缩小

2.4.7　间变（anaplasia）

又称退行性发育，指肿瘤细胞转变到未分化的形态，或在恶性肿瘤中细胞的不典型成熟，此时的细胞失去正常的结构特征，常不能确定其组织来源，表现为细胞核大而深染，形态不规则，核仁往往明显，可见不典型核分裂相，细胞可彼此失去连接，并可见瘤巨细胞（图 2.4.7）。多见于高度恶性肿瘤，如低分化皮肤鳞状细胞癌、间变型大细胞淋巴瘤及 Merkel 细胞癌等。

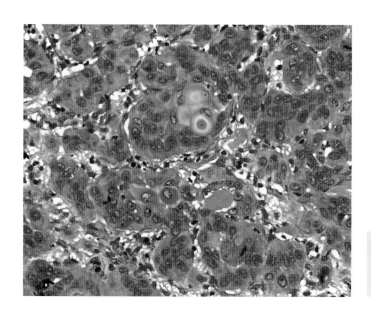

图 2.4.7　间变（鳞状细胞癌）
视野中央所见肿瘤细胞胞核大而深染，核仁明显，有不典型核分裂相。

2.4.8　异型性（atypia）

指肿瘤组织在细胞形态和组织结构上与其发源的正常组织的差异性，反映了肿瘤组织的分化程度，即异型性越明显，分化程度越低。包括肿瘤组织结构的异型性和肿瘤细胞的异型性。

2.4.8.1　组织结构的异型性

指肿瘤细胞的排列、极性、层次及结构，一般良性肿瘤的异型性不明显，与其发源组织较相似，如血管瘤、脂肪瘤、皮肤纤维瘤等。

2.4.8.2　细胞异型性

包括细胞的多形性，如大小、形态不一致，常比正常细胞大，有时出现瘤巨细胞；核的多形性，如细胞核大小、形态及染色的不一致，细胞核增大，出现巨核、双核、多核及奇异形核，核染色深，核仁较大、增多，核分裂相多见；胞质的改变，如胞质呈嗜碱性（图 2.4.8.2）。见于各种恶性肿瘤。

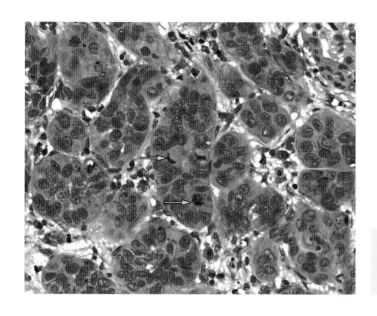

图 2.4.8.2　**异型性（鳞状细胞癌）**
视野中央见大量瘤细胞，核大小不等，可见到异
常有丝分裂相。

2.4.9　错构瘤（hamartoma）

错构瘤非真性肿瘤，而是发育上的异常（畸形），为机体某一器官内一种或多种组织或细胞局部增生并混乱组合形成的肿块，多与先天性发育障碍有关，其特点是器官中各种组织的异常增生如血管瘤、脂肪瘤、神经纤维瘤及平滑肌错构瘤等（一种组织或细胞的增生）以及畸胎瘤、皮肤混合瘤、小汗腺血管瘤样错构瘤、血管平滑肌瘤、血管脂肪瘤等（两种以上组织或细胞增生）（图 2.4.9）。

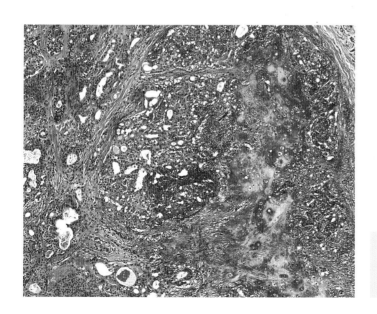

图 2.4.9　**错构瘤（皮肤混合瘤）**
黏液样基质内见大量散在分布的上皮细胞索、巢
及导管和囊腔，可见透明软骨。

2.4.10　机化（organization）

坏死组织如果不能完全溶解吸收或分离排出，则周围的新生血管及成纤维细胞逐渐长入坏死区并取代坏死组织，最终形成瘢痕组织。这种由新生肉芽组织取代坏死组织（或异物、血栓等）的过程称为机化（图2.4.10a、图2.4.10b）。如新生瘢痕组织。

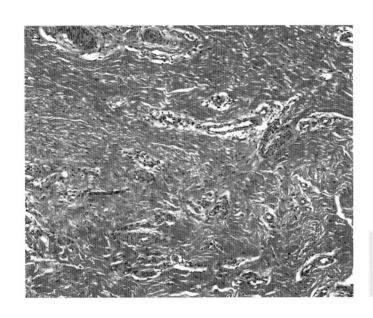

图 2.4.10a　机化（瘢痕）
漩涡状排列的增生纤维组织及血管，有些胶原均质化变性。

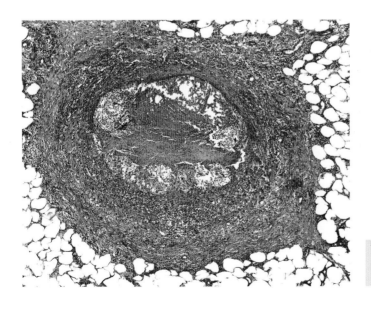

图 2.4.10b　机化（血栓）
图中可见血管内血栓由肉芽组织取代。

3 特殊染色
（characteristic staining）

皮肤组织标本通常以甲醛溶液固定、石蜡包埋，用苏木素－伊红（HE）染色。HE染色细胞核染成蓝色，细胞质及胶原、肌肉和神经呈红色。HE染色是组织病理学诊断中最常用的染色方法。但有时为了确定某种物质、病原体或组织（细胞）的性质，或为了鉴别诊断，需特殊染色，以辅助诊断。

3.1 特殊染色（characteristic staining）

3.1.1 淀粉样物质染色（staining of amyloid substance）

淀粉样物质是一种嗜伊红性物质，其性质一般认为属于糖蛋白成分，组织中出现此种物质称为淀粉样变性。显示淀粉样变性的方法很多，常用的是刚果红和结晶紫法，结晶紫是混合染料，在显示淀粉样物质时呈不同程度的紫红色（图3.1.1）。

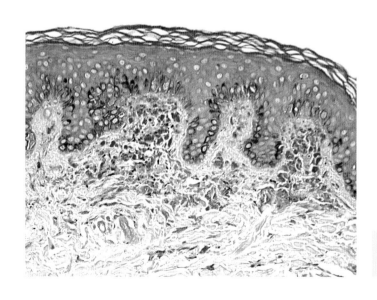

图 3.1.1　结晶紫（皮肤淀粉样变病）
真皮乳头内见到紫红色团块状物质。

3.1.2 黏液物质染色（staining of mucosubstance）

在动物和人体中的各种腺体及许多器官组织细胞都能制造或分泌黏液物质，由于物质中含酸基的不同，又分为中性黏液物质、酸性黏液物质和混合性黏液物质，也可称为中性黏多糖、酸性黏多糖和混合性黏多糖，见于皮肤组织的主要是酸性黏多糖。在显示黏液物质时，一般选用阿辛蓝（Alcian blue）染色法作为鉴别诊断的主要指标，染色的基本原理是因为阿辛蓝分子中带正电荷的盐键能够与酸性黏液物质中带负电荷的酸性基团进行结合。再与 PAS 进行复合染色就能显示三种不同黏液物质成分，其中酸性黏液物质呈蓝色（图 3.1.2）。

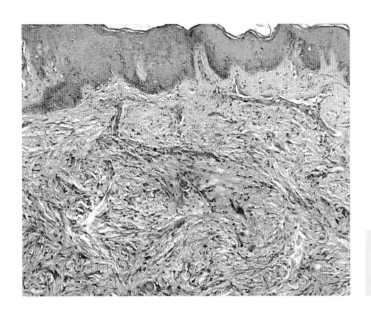

图 3.1.2　阿辛蓝（黏液水肿性苔藓）
图中所示真皮内分离的胶原纤维束之间有蓝色云雾状染色物质，为黏蛋白沉积。

3.1.3　肥大细胞染色（staining of mast cell）

肥大细胞来源于未分化的间充质细胞，其形态特点是细胞较大，直径约 20~30 μm，呈圆形或椭圆形，胞核较小呈圆形，胞质内有许多圆形嗜碱性颗粒。肥大细胞中含有多巴胺、组胺、肝素或 5- 羟色胺等成分，这些嗜酸性颗粒中含有高分子的多硫酸脂和硫酸黏多糖类，能够与异染性染料相结合。吉姆萨就是其中的一种，染色结果肥大细胞颗粒呈异染性紫红色（图 3.1.3）。

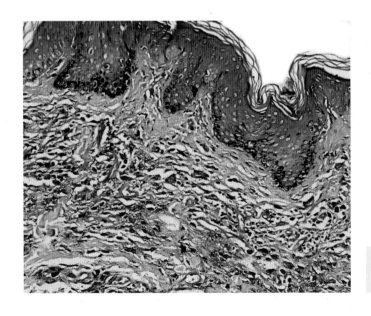

图 3.1.3　吉姆萨（色素性荨麻疹）
肥大细胞胞质内有紫红色颗粒。

3.1.4 PAS 染色（PAS stain）

是糖原的常规染色方法。染色的基本原理为：过碘酸（periodic acid）是一种氧化剂，它可把多糖的葡萄糖分子的两个相邻的带有羟基的—C—C—键打开，生成醛基再与染色剂结合。Schiff 试剂中的碱性复红是一种混合物，经亚硫酸和二氧化硫的作用，醌式结构的双键被破坏而消失，成为无色复红，在经过氧化后的醛基与无色复红液进行结合呈紫红色。真菌的基本结构成分含有较多的黏多糖和蛋白质，故可被染色（图 3.1.4）。

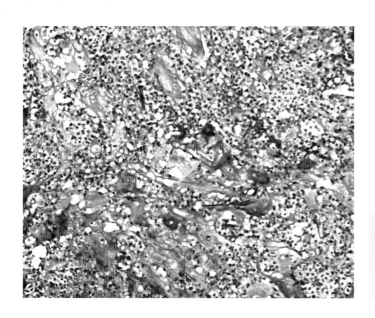

图 3.1.4 PAS（毛霉病）
视野中可见到被染成紫红色粗大的毛霉菌，菌丝大而长，分支而不分隔，分支与主干成直角。

3.1.5 抗酸染色（acid fast stain）

抗酸杆菌体内含有脂质、蛋白质和多糖类，并由糖脂形成一个蜡质的外壳，能与苯酚碱性复红结合成复合物，这种复合物能抵抗酸的脱色，所以称为抗酸染色。染色结果抗酸杆菌呈红色（图 3.1.5）。

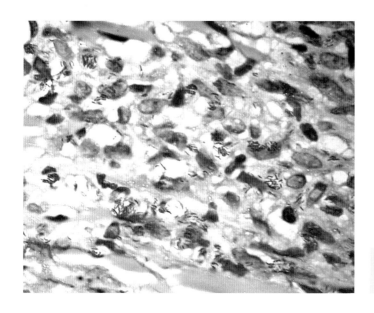

图 3.1.5 Wade Fite 抗酸染色（麻风）
视野中大量被染成红色的麻风杆菌。

3.1.6　胶原纤维染色（staining of collagen fibers）

胶原纤维是结缔组织中的三种纤维之一，分布最为广泛，其纤维主要是由纤维母细胞产生的一种胶原蛋白铰链而成。胶原纤维分子中含有碱性氨基酸，能够与酸性染料进行结合反应，由于酸性染料具有不同程度的扩散性，小分子染料扩散性高容易进入结构致密的狭孔组织（肌纤维）的间隙，对扩散低的大分子染料则只能进入结构疏松的宽孔组织（胶原纤维）间隙。Masson 三色是其中的一种，染色结果为胶原纤维：绿色；肌肉、纤维蛋白：红色至粉红色。本书的 Masson 三色试剂以苯胺蓝代替亮绿，故胶原纤维被染成蓝色（图 3.1.6）。

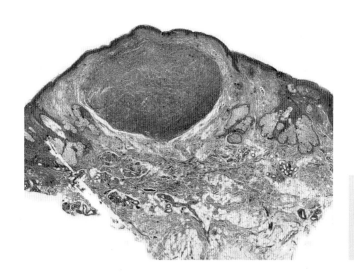

图 3.1.6　Masson 三色（平滑肌瘤）
蓝色（本书的 Masson 三色试剂中以苯胺蓝代替亮绿，故胶原纤维被染成蓝色）为胶原纤维，红色为肌肉和纤维蛋白，细胞核呈黑色。

3.1.7　弹力纤维染色（staining of elastic fibers）

弹力纤维通常被认为是一种凝胶，由随机交联的一些盘绕肽链组成，其主要成分为含有丰富的二硫键糖蛋白，所以又称弹性蛋白，其强嗜酸性易与染色液中的碱基结合，呈平行排列而且很紧密，经过特殊染色，很容易辨认。Verhoeff–Van Gieson 弹力纤维染色结果：弹力纤维呈棕黑色；胶原呈红色；细胞核、肌肉、神经呈黄色（图 3.1.7）。

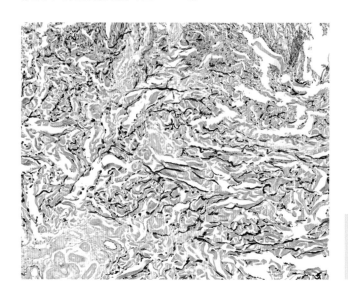

图 3.1.7　Verhoeff–Van Gieson 弹力纤维染色（弹力纤维假黄瘤）
弹力纤维肿胀、断裂、卷曲，被染成棕黑色。

3.1.8 网织纤维染色（staining of reticular fiber）

网织纤维是网状结缔组织内的一种纤维，由交错排列纤细的纤维组成，大量堆积时则形成致密的网状。若用银氨溶液浸染能使纤维变成黑色，其染色的基本原理是由于组织蛋白质与银化合物的结合，再经过甲醛还原成为金属银而沉淀于组织内及表面（见图 1.1.3.2 网状纤维）

常用石蜡切片特殊染色的意义见表 3.1。

表 3.1 常用皮肤组织石蜡切片特殊染色法种类、目的及结果

染色方法	目的物	结果
结晶紫	淀粉样蛋白	淀粉样蛋白：紫红色；其他组织成分：蓝色
阿辛蓝	酸性黏多糖	酸性黏多糖：蓝色
吉姆萨	肥大细胞颗粒、酸性黏多糖、嗜酸性粒细胞、利什曼原虫	肥大细胞颗粒、酸性黏多糖：异染性紫红色；嗜酸性细胞颗粒、利什曼原虫等寄生虫：红色；螺旋体及细菌：蓝至淡紫色
PAS	糖原、中性黏多糖、真菌	真菌、基底膜、含中性黏多糖的黏蛋白、糖原、纤维素及胶原纤维：玫瑰红至紫红色
Wade Fite 抗酸染色	抗酸杆菌（如结核杆菌、麻风杆菌及非典型分枝杆菌等）	抗酸杆菌：红色
Masson 三色	胶原纤维	胶原纤维：绿色；肌肉、纤维蛋白：红色至粉红色；细胞核：黑色
Verhoeff-Van Gieson 弹力纤维染色	弹力纤维	弹力纤维：棕黑色；胶原：红色；细胞核、肌肉、神经：黄色
硝酸银浸染	网状纤维	网状纤维、神经、黑素：黑色

3.2 免疫组织化学染色（immunohistochemical stain）

免疫组织化学（简称免疫组化）是利用抗原抗体结合后显色，进行抗原定位和定性的方法，是皮肤病理诊断、鉴别诊断和判断预后的重要研究方法。临床工作中通常以二氨基联苯胺（DAB）或碱性磷酸酶（ALP）作为显色底物，并分别呈现为褐色或红色，以利于镜下观察。免疫组化染色的成功依赖于良好的组织固定和处理、恰当的抗原修复方法、特异性的一抗和高敏感的显色系统。近年来，全自动免疫组化仪因其具有良好的实验可重复性和质量保证，可能将在未来广泛应用于临床工作。本节将主要从临床应用的角度描述皮肤病理诊断中一些常用抗体的主要特性。需注意的是，在选择抗体之前应有诊断倾向，仅仅依靠一个抗体染色决定诊断往往会误导或不得要领。

3.2.1 上皮来源抗体（epithelial origin antibody）

AE1/AE3: AE1/AE3 是临床上最常用的广谱角蛋白抗体，主要用于鉴别上皮来源的肿瘤。在正常皮肤组织中 AE1/AE3 标记表皮、毛囊、汗腺。需要注意的是，AE1/AE3 在一些间质肿瘤中也有表达，如上皮样肉瘤、上皮样血管肉瘤、滑膜肉瘤等（图 3.2.1.1）。

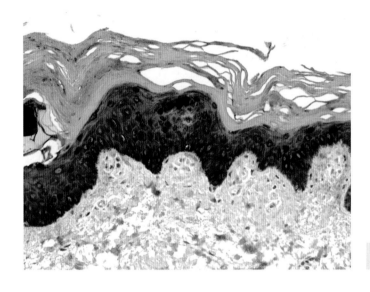

图 3.2.1.1　AE1/AE3（正常皮肤）

Cam5.2: 临床上常用的低分子角蛋白抗体，在正常汗腺的分泌部表达，主要用于鉴别汗腺来源的附属器肿瘤（图 3.2.1.2）。Cam5.2 在一部分 Merkel 细胞癌和小细胞肺癌中也呈阳性。

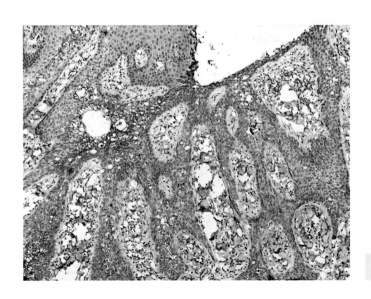

图 3.2.1.2　Cam5.2（黏液性小汗腺化生）

CK7: 主要用于鉴别汗腺来源的附属器肿瘤，同时也是乳房和乳房外 Paget 病的特异性标记（图 3.2.1.3）。

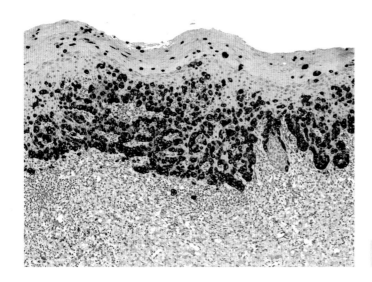

图 3.2.1.3　CK7（乳房外 Paget 病）

CK20: 在肠道来源肿瘤中表达：可用于协助判断皮肤转移性肿瘤的起源，同时在 Merkel 细胞癌常出现核周点状阳性（图 3.2.1.4）。

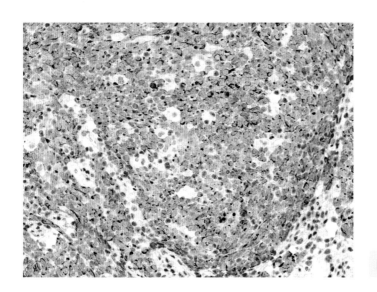

图 3.2.1.4　CK20（Merkel 细胞癌）

EMA（上皮膜抗原）：表达于汗腺分泌部和成熟皮脂腺组织，用于鉴别汗腺和皮脂腺来源肿瘤。EMA 还表达于鳞状细胞癌、Paget 病、神经束膜细胞肿瘤及部分间变性大 T 细胞淋巴瘤（图 3.2.1.5）。

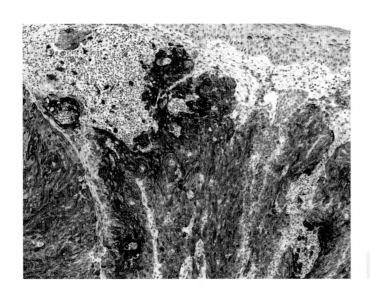

图 3.2.1.5　EMA（皮脂腺癌）

3.2.2　间质和肌性分化抗体（stroma and muscle antibody）

Vimentin（波形纤维蛋白）：间质分化标记，几乎在所有的非上皮来源肿瘤中表达，因此在临床上主要用于判断一些低度分化肿瘤的起源（图 3.2.2.1）。

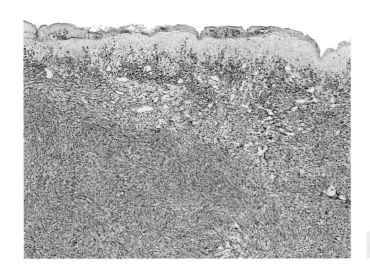

图 3.2.2.1　vimentin（上皮样肉瘤）

SMA（平滑肌）：表达于平滑肌、肌上皮细胞和部分肌纤维母细胞，用于鉴别此类细胞起源的肿瘤（图 3.2.2.2）。

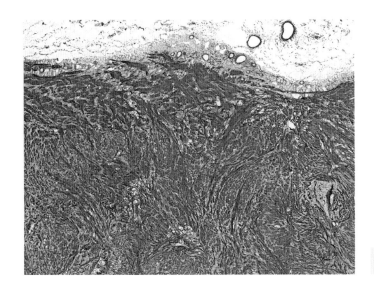

图 3.2.2.2　SMA（平滑肌瘤）

Desmin（结蛋白）：表达于平滑肌和横纹肌，很少表达于肌纤维母细胞，用于肌肉来源肿瘤的鉴别（图 3.2.2.3）。

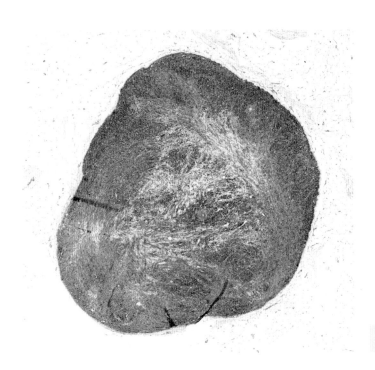

图 3.2.2.3　desmin（平滑肌瘤）

3.2.3 血管和淋巴管内皮分化抗体（vascular and lymphatic endothelium antibody）

CD31：特异性的血管内皮标志，在多数血管来源肿瘤中表达，在淋巴管来源肿瘤中也表达或低表达，有时在血管肉瘤中可出现标记丢失。在部分组织细胞肿瘤和母细胞性浆细胞样树突状细胞肿瘤中可出现CD31的表达（图3.2.3.1）。

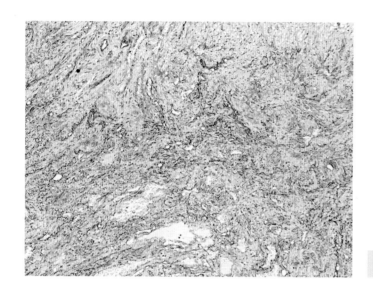

图 3.2.3.1　CD31（梭形细胞血管瘤）

CD34：非特异性血管内皮标记，除血管来源肿瘤外，CD34还可表达于隆突性皮肤纤维肉瘤、上皮样肉瘤、神经束膜细胞肿瘤、毛囊外根鞘肿瘤等（图3.2.3.2）。

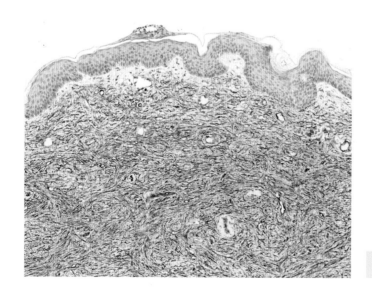

图 3.2.3.2　CD34（隆突性皮肤纤维肉瘤）

ERG：敏感的血管内皮标记，表现为细胞核阳性，同时在前列腺癌和 Ewing 肉瘤中也呈阳性（图 3.2.3.3）。

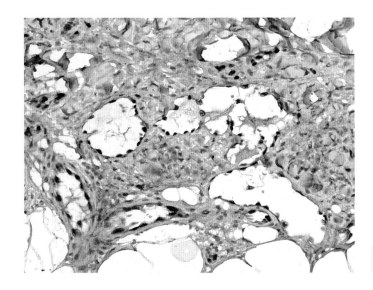

图 3.2.3.3　ERG（上皮样血管内皮细胞瘤）

D2-40：特异性淋巴管标记，用于鉴别淋巴管来源的发育畸形和肿瘤，在组织中常表现为部分表达（图 3.2.3.4）。

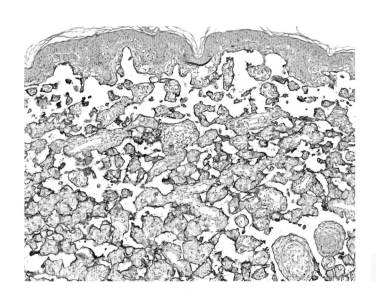

图 3.2.3.4　D2-40（良性淋巴管内皮瘤）

Prox1: 特异性淋巴管标记，用于鉴别淋巴管来源的发育畸形和肿瘤，在组织中常表现为弥漫性表达，比 D2-40 更敏感，表现为细胞核着色，目前临床应用的是多克隆抗体（图 3.2.3.5）。

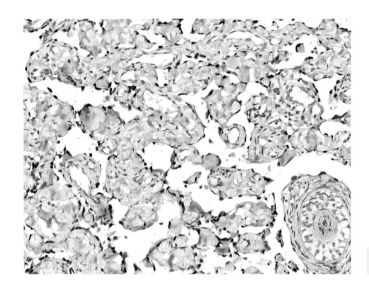

图 3.2.3.5　Prox1（良性淋巴管内皮瘤）

3.2.4　神经和黑素细胞抗体（nerve and melanocyte antibody）

S100: 主要表达于黑素细胞来源和神经施万细胞来源肿瘤、朗格汉斯细胞来源肿瘤、Rosai-Dorfman 病和肌上皮细胞来源肿瘤。在黑素细胞肿瘤中主要判断是否是黑素细胞起源，而无法用于判断良恶性（图 3.2.4.1）。

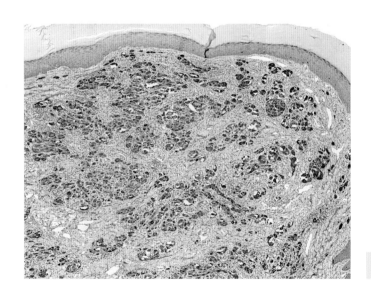

图 3.2.4.1　S100（Spitz 痣）

Melan-A: 黑素细胞肿瘤标记，在多数良、恶性黑素细胞肿瘤中均表达，但在结缔组织增生性黑素瘤则为阴性。Melan-A 避免了用 S100 染色时皮肤和淋巴结内一些非黑素细胞产生的信号，对判断黑素瘤的深度及是否转移有重要作用（图 3.2.4.2）。

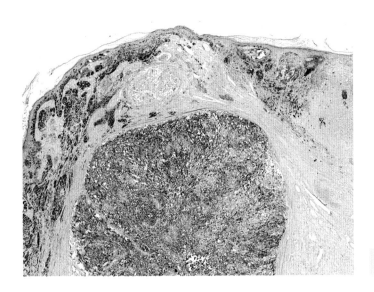

图 3.2.4.2　Melan-A（黑素瘤）

HMB-45: 黑素细胞肿瘤标记，主要在黑素瘤中表达。在色素痣或 Spitz 痣中，通常在表皮内或肿瘤浅部表达，因此可用于判断黑素细胞肿瘤的良恶性（图 3.2.4.3）。

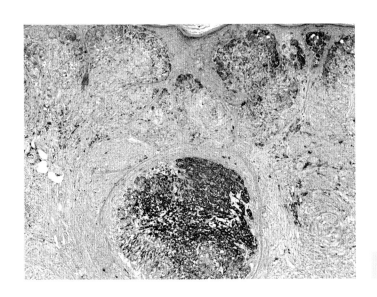

图 3.2.4.3　HMB45（黑素瘤）

SOX10: 表达于黑素细胞和施万细胞，尤其是对结缔组织增生性黑素瘤的诊断具有重要意义（图3.2.4.4）。

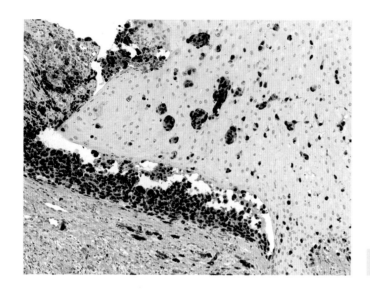

图 3.2.4.4　SOX10（肢端黑素瘤）

NSE（神经元特异性烯醇化酶）：表达于神经元、神经内分泌细胞、胃肠道神经节细胞和神经纤维，也表达于小细胞肺癌和 Merkel 细胞癌。

3.2.5　皮肤淋巴增生性疾病相关抗体（antibody for lymphoproliferative disease）

CD45：白细胞共同抗原，在大多数淋巴细胞来源肿瘤中表达，主要用于判断肿瘤是否为淋巴增生性疾病（图 3.2.5.1）。

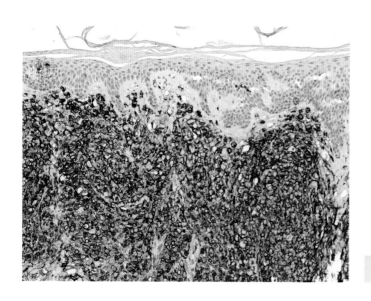

图 3.2.5.1　CD45（B 细胞淋巴瘤）

CD20：表达于 B 细胞来源肿瘤，但在成熟浆细胞分化肿瘤中会出现表达缺失（图 3.2.5.2）。

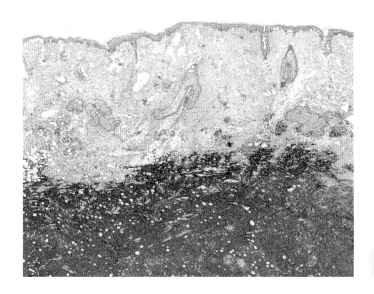

图 3.2.5.2　CD20（皮肤滤泡性 B 细胞淋巴瘤）

CD79a：表达于 B 细胞来源肿瘤，在部分浆细胞肿瘤中也有表达（图 3.2.5.3）。

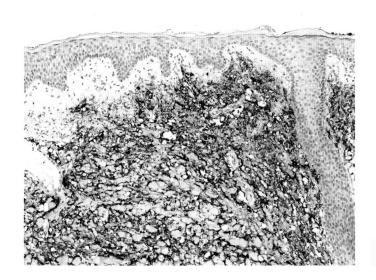

图 3.2.5.3　CD79a（皮肤滤泡性 B 细胞淋巴瘤）

CD138: 表达于上皮组织和浆细胞（图 3.2.5.4）。

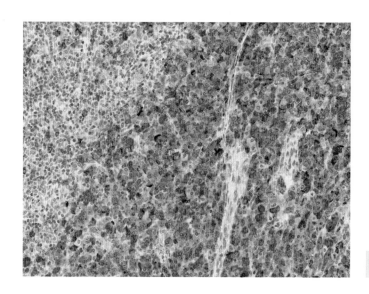

图 3.2.5.4　CD138（边缘区 B 细胞淋巴瘤）

κ 轻链和 λ 轻链：抗 κ 轻链和 λ 轻链抗体常组合应用以检测 B 细胞和浆细胞增生是否来自同一克隆，单一的表达 κ 轻链或 λ 轻链提示单克隆增生（图 3.2.5.5）。

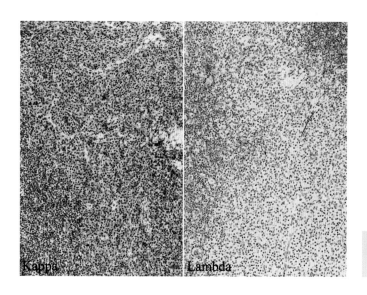

Kappa　　　　Lambda

图 3.2.5.5　κ 轻链和 λ 轻链（边缘区 B 细胞淋巴瘤）

Bcl-2（凋亡抑制相关蛋白）：在边缘区 B 细胞淋巴瘤和弥漫性大 B 细胞淋巴瘤中表达（图 3.2.5.6）。

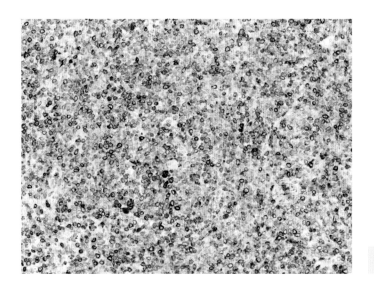

图 3.2.5.6　Bcl-2（弥漫性大 B 细胞淋巴瘤）

Bcl-6：滤泡中心细胞标记，表达于皮肤滤泡性 B 细胞淋巴瘤（图 3.2.5.7）。

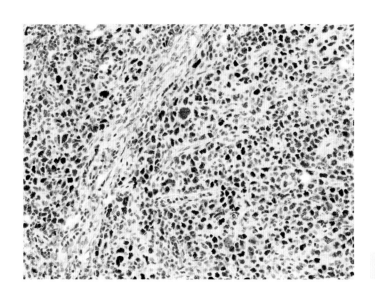

图 3.2.5.7　Bcl-6（皮肤滤泡性 B 细胞淋巴瘤）

CD10：滤泡中心细胞标记，表达于皮肤滤泡性 B 细胞淋巴瘤（图 3.2.5.8）。

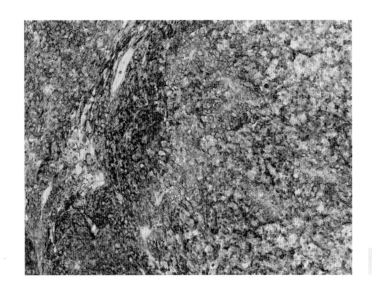

图 3.2.5.8　CD10（皮肤滤泡性 B 细胞淋巴瘤）

CD3：T 细胞标记，表达于多数 T 细胞来源淋巴瘤和 NK/T 细胞淋巴瘤（图 3.2.5.9）。

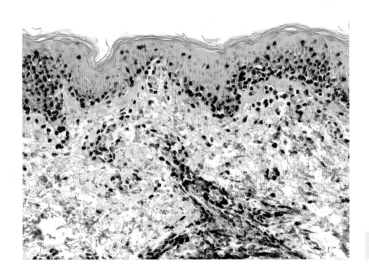

图 3.2.5.9　CD3（蕈样肉芽肿）

CD4: 辅助性 T 细胞标记（图 3.2.5.10）。

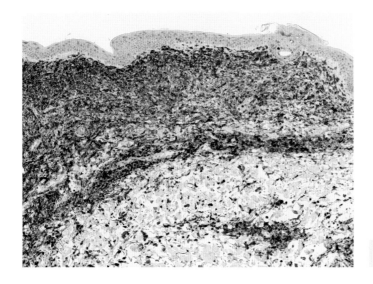

图 3.2.5.10　CD4（蕈样肉芽肿）

CD8: 细胞毒性 T 细胞和抑制性 T 细胞标记（图 3.2.5.11）。

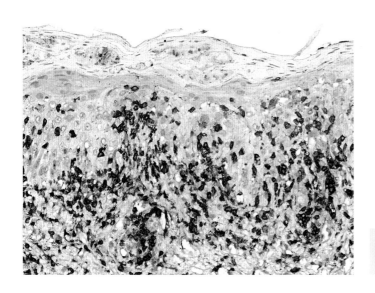

图 3.2.5.11　CD8（皮肤 CD8+ 亲表皮性细胞毒性 T 细胞淋巴瘤）

CD30: 表达于淋巴瘤样丘疹病、间变性大 T 细胞淋巴瘤和霍奇金淋巴瘤（图 3.2.5.12）。

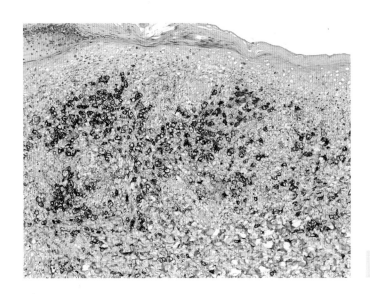

图 3.2.5.12　CD30（淋巴瘤样丘疹病）

CD56：表达于 NK/T 细胞淋巴瘤和母细胞性浆细胞样树突状细胞肿瘤，多数 Merkel 细胞癌也表达此标志（图 3.2.5.13）。

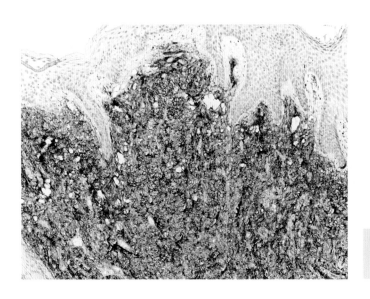

图 3.2.5.13　CD56（母细胞性浆细胞样树突状
细胞肿瘤）

颗粒酶（granzyme B）、穿孔素（perforin）和 TIA-1: 抗细胞毒颗粒抗体，常表达于 NK/T 细胞淋巴瘤等高度恶性肿瘤，但对于间变性大 T 细胞淋巴瘤、淋巴瘤样丘疹病等也可表达，所以并非完全是高度恶性淋巴瘤的标志（图 3.2.5.14）。

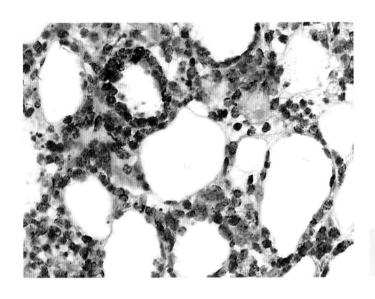

图 3.2.5.14　穿孔素（皮下脂膜炎样 T 细胞淋巴瘤）

3.2.6　组织细胞和肥大细胞相关抗体（histocyte and mast cell antibody）

S100: 在朗格汉斯细胞肿瘤中高表达，在 Rosai-Dorfman 病也表达（图 3.2.6.1）。

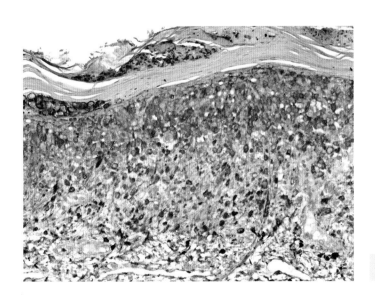

图 3.2.6.1　S100（朗格汉斯细胞增生症）

CD1a: 在朗格汉斯细胞肿瘤中高表达，在 Rosai–Dorfman 病中不表达（图 3.2.6.2）。

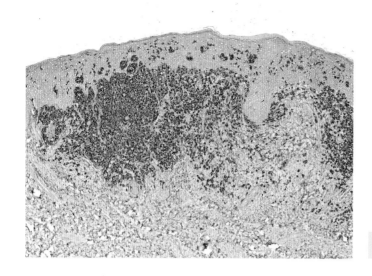

图 3.2.6.2　CD1a（朗格汉斯细胞）

CD68: 主要在单核 / 巨噬细胞来源肿瘤中表达（图 3.2.6.3）。

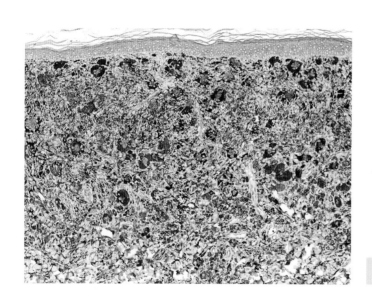

图 3.2.6.3　CD68（黄色肉芽肿）

CD117: 肥大细胞标记，在皮肤中主要表达于肥大细胞。

3.2.7 增殖相关抗体（antibody for proliferation）

Ki-67：最常用的增殖相关抗体，在多数恶性肿瘤中 Ki-67 的增殖指数明显升高，但在皮肤滤泡性 B 细胞淋巴瘤中增殖指数反而降低（图 3.2.7）。

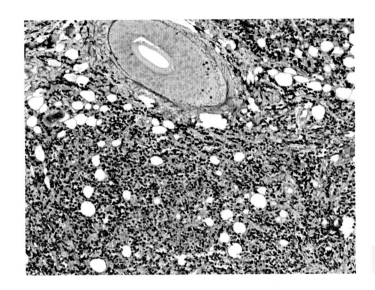

图 3.2.7　Ki-67（低分化血管肉瘤）

4 代表性疾病
（typical entities）

4.1 扁平苔藓（lichen planus）

角化过度，颗粒层楔形增厚，棘层肥厚，表皮不规则增生，基底层细胞液化变性，散在嗜酸性小体（胶样小体），基底膜带破坏；真表皮交界处淋巴细胞为主的带状浸润，可见较多噬黑素细胞（图4.1）。

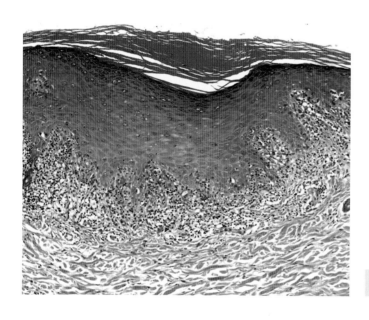

图4.1 扁平苔藓

4.2 多形红斑（erythema multiforme）

表皮浅层可见凋亡的角质形成细胞，基底层显著空泡变性；真皮乳头水肿，较多红细胞外溢，真皮浅层血管周围中等量淋巴细胞浸润（图4.2）。

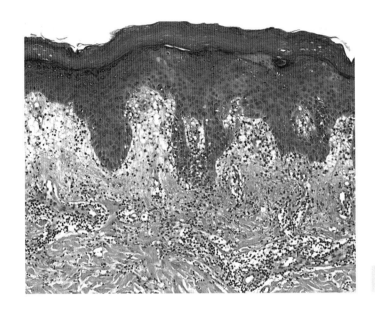

图4.2 多形红斑

4.3 盘状红斑狼疮（discoid lupus erythematosus）

表皮轻度萎缩，基底层空泡变性；真皮浅层散在噬黑素细胞，血管周围淋巴细胞浸润（图4.3）。

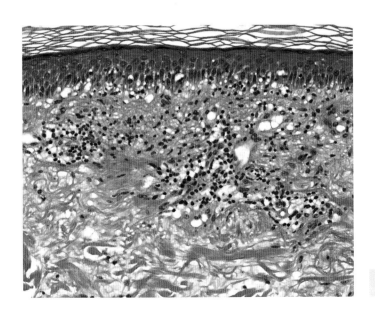

图4.3 盘状红斑狼疮

4.4　湿疹（eczema）

角质层浆液渗出，灶性角化不全，表皮层显著海绵水肿，形成海绵水疱；真皮乳头及真皮浅层血管周围淋巴细胞浸润（图4.4）。

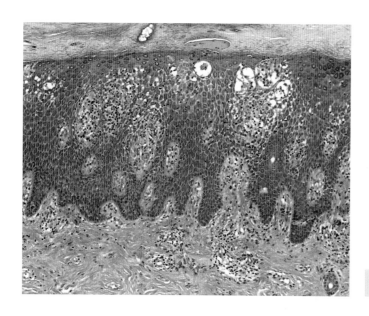

图 4.4　湿疹

4.5　淤滞性皮炎（stasis dermatitis）

角化不全，真皮浅层血管增生扩张，管壁增厚，管腔及血管外见红细胞，还可见浅层淋巴管扩张，见含铁血黄素（图4.5）。

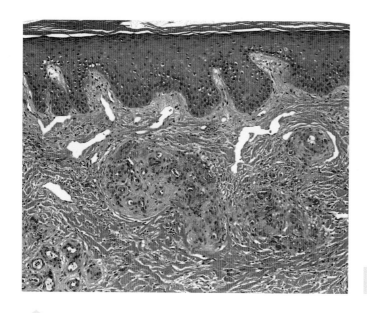

图 4.5　淤滞性皮炎

4.6 银屑病（psoriasis）

角化过度，融合性角化不全，颗粒层消失，棘层肥厚，表皮突规则向下延伸，基底位于同一水平；真皮乳头水肿，血管扩张充血，淋巴细胞浸润（图 4.6）。

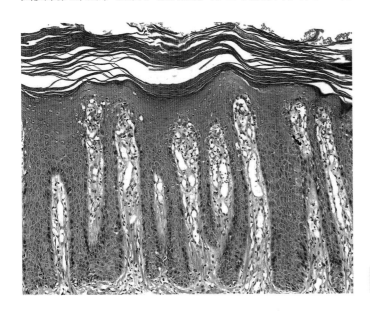

图 4.6 银屑病

4.7 神经性皮炎（neurodermatitis）

显著角化过度，灶性角化不全，少许浆液渗出，颗粒层轻度增厚，表皮不规则增生；真皮乳头增宽，可见与表皮呈垂直方向生长的粗大、红染胶原及毛细血管，真皮浅层血管周围淋巴细胞浸润（图 4.7）。

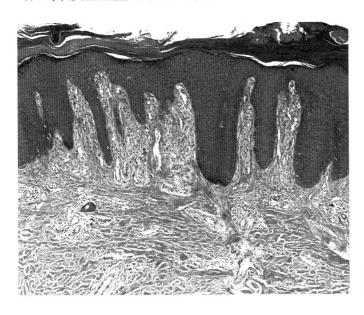

图 4.7 神经性皮炎

4.8　寻常疣（verruca vulgaris）

显著角化过度，叠瓦样角化不全，颗粒层明显增厚，见大的凹空细胞，胞质灰蓝色，边缘表皮突呈抱球样向内增生（图4.8）。

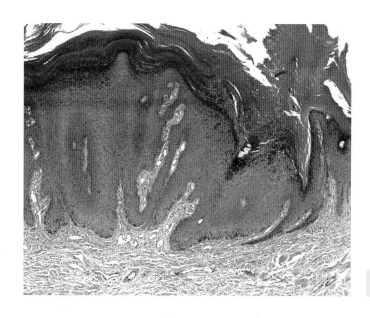

图4.8　寻常疣

4.9　传染性软疣（molluscum contagiosum）

表皮细胞内大量病毒包涵体，形成嗜酸性软疣小体（图4.9）。

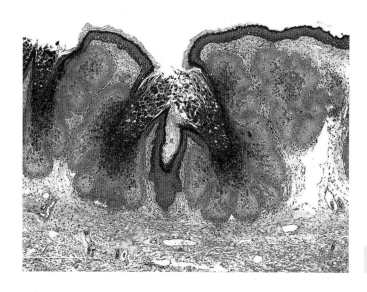

图4.9　传染性软疣

天疱疮（pemphigus）

基底层上水疱，浅层表皮缺失，基底层细胞呈"碑石"状，散在棘层松解细胞；真皮血管周围淋巴细胞为主的炎症细胞浸润（图 4.10）。

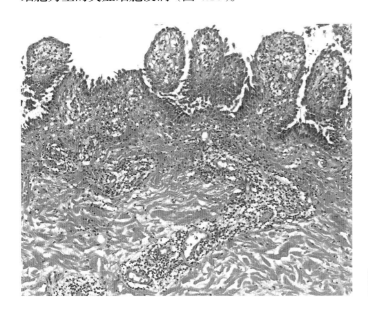

图 4.10　天疱疮

单纯疱疹（herpes simplex）

表皮浅表糜烂，可见细胞内水肿，凝固性坏死，可见融合形成的多核细胞；真皮浅层血管扩张、充血，显著炎症细胞浸润（图 4.11）。

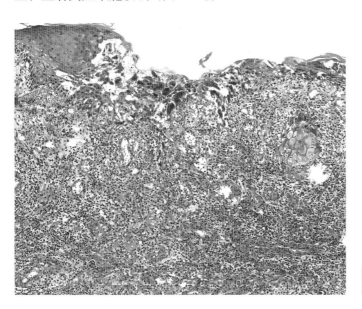

图 4.11　单纯疱疹

4.12　大疱性类天疱疮（bullous pemphigoid）

表皮基底层完整，见表皮下水疱，水疱内见嗜酸性粒细胞、淋巴细胞、中性粒细胞浸润，有浆液渗出，真皮乳头层血管扩张，少量炎症细胞浸润（图 4.12）。

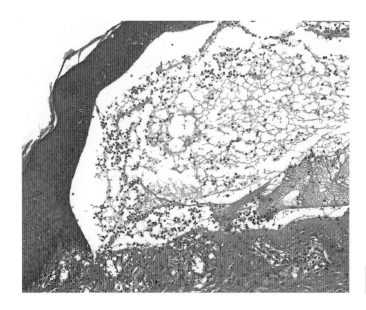

图 4.12　大疱性类天疱疮

4.13　离心性环状红斑（erythema annulare centrifugum）

表皮无明显异常改变，真皮中、上部血管周围袖套样淋巴细胞浸润，少许红细胞外溢（图 4.13）。

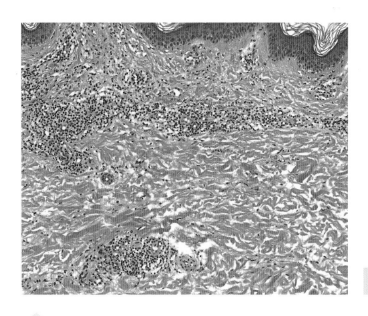

图 4.13　离心性环状红斑

4.14 色素性紫癜性皮病（pigmentary purpuric dermatosis）

网篮状角化，灶性角化不全，基底层局部空泡变性，红细胞及淋巴细胞移入表皮；真皮血管周围淋巴细胞浸润，红细胞外溢，散在含铁血黄素（图 4.14）。

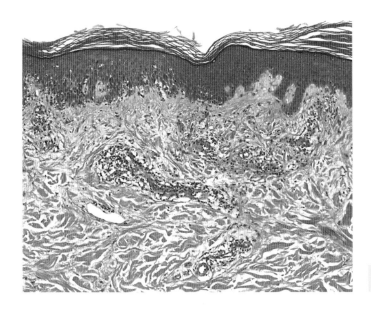

图 4.14　色素性紫癜性皮病

4.15　寻常狼疮（lupus vulgaris）

　　局灶性角化过度，表皮反应性增生，真皮上部结核结节（图 4.15a），中央干酪样坏死，周围密集上皮样细胞、淋巴细胞浸润，胶原轻度增生（图 4.15b）。

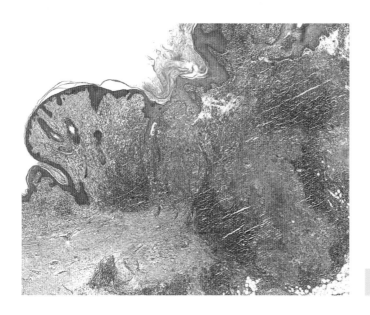

图 4.15a　寻常狼疮

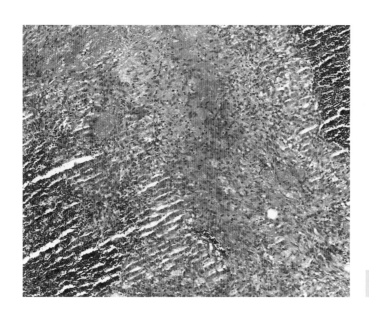

图 4.15b　寻常狼疮

4.16 结节病（sarcoidosis）

　　表皮未见明显异常改变，真皮内上皮样细胞肉芽肿，境界清楚，无包膜（图 4.16a），肉芽肿中央见纤维素样坏死，周围散在少量淋巴细胞（图 4.16b）。

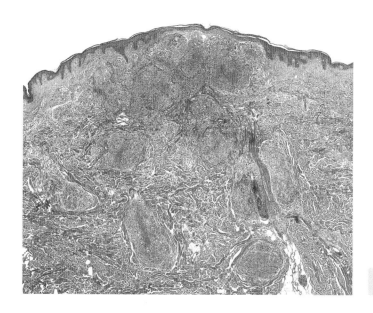

图 4.16a　结节病

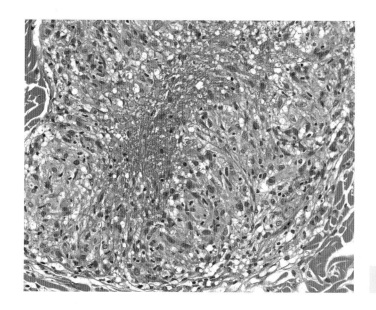

图 4.16b　结节病

4.17　麻风（leprosy）

　　表皮下无浸润带，真皮全层至皮下脂肪层弥漫炎症细胞浸润（图 4.17a），细胞胞质灰蓝色，呈泡沫状，散在嗜酸性粒细胞（图 4.17b）。

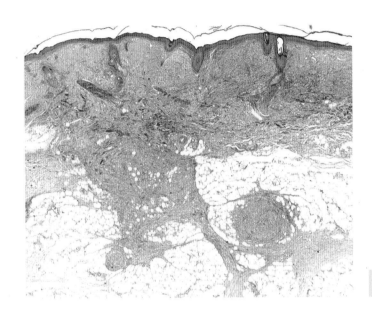

图 4.17a　麻风

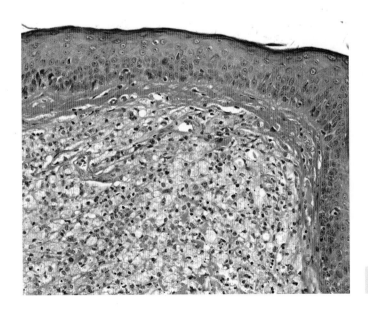

图 4.17b　麻风

4.18　急性发热性嗜中性皮病（Sweet syndrome）

真皮乳头高度水肿，真皮中、上部弥漫炎症细胞浸润（图 4.18a），主要为中性粒细胞和淋巴细胞，可见明显核尘，血管壁无纤维素样坏死（图 4.18b）。

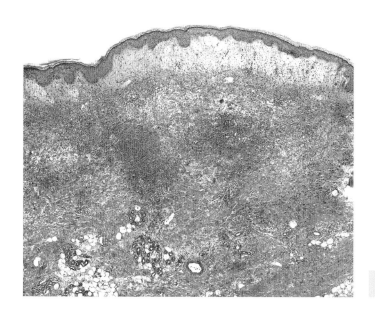

图 4.18a　急性发热性嗜中性皮病

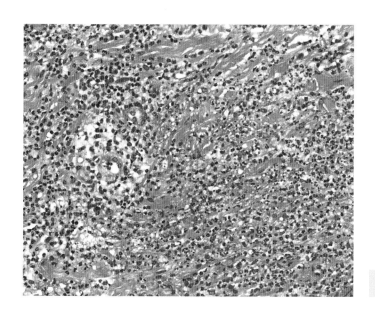

图 4.18b　急性发热性嗜中性皮病

4.19　变应性血管炎（allergic vasculitis）

真皮血管周围中性粒细胞浸润，可见核尘，血管内皮肿胀，管壁纤维蛋白样变性（图 4.19）。

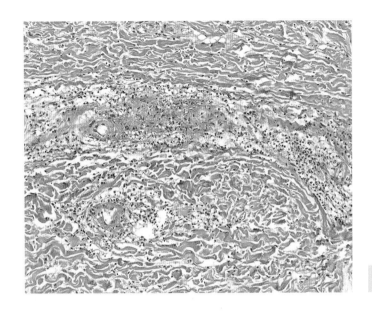

图 4.19　变应性血管炎

4.20　青斑样血管病（liveoud vasculopathy）

真皮浅层小血管的管壁及管腔内纤维蛋白样物质沉积，部分血管内见透明血栓，红细胞外溢，稀疏淋巴细胞浸润（图 4.20）。

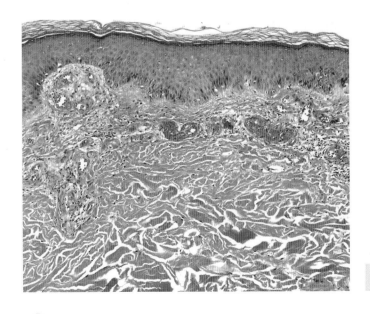

图 4.20　青斑样血管病

4.21 结节性红斑（erythema nodosum）

脂肪间隔增宽，淋巴细胞、组织细胞为主浸润，可见多核巨细胞，胶原轻度增粗红染，脂肪小叶无明显异常（图 4.21）。

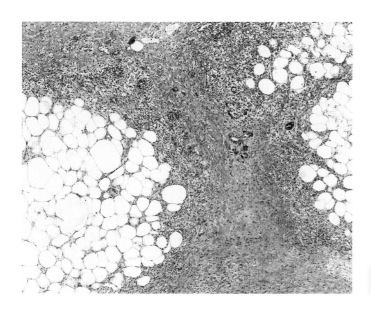

图 4.21　结节性红斑

4.22 狼疮性脂膜炎（lupus panniculitis）

脂肪小叶内密集淋巴细胞为主的浸润，脂肪细胞坏死融合，形成膜囊样结构，可见钙质、黏蛋白沉积（图 4.22）。

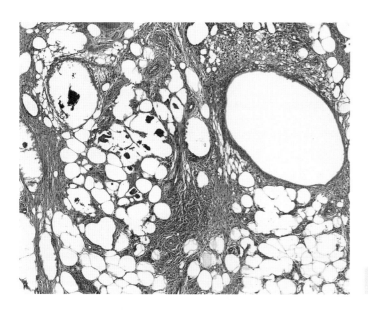

图 4.22　狼疮性脂膜炎

125

4.23　痤疮（acne）

毛囊漏斗部扩张，大量中性粒细胞聚集，部分毛囊破坏，真皮胶原间中性粒细胞及淋巴细胞浸润，轻度纤维化（图4.23）。

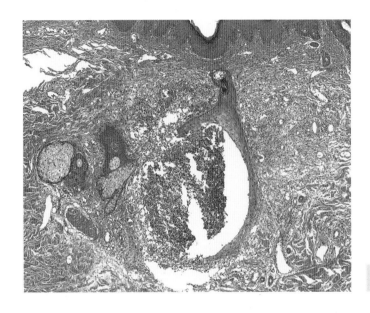

图4.23　痤疮

4.24　汗孔角化症（porokeratosis）

网篮状角化，表皮凹窝处角化不全柱，其下方颗粒层消失，细胞排列不规则，见角化不良细胞；真皮浅层无明显炎症细胞浸润，散在少量噬黑素细胞（图4.24）。

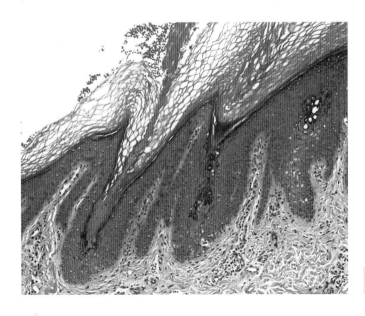

图4.24　汗孔角化症

4.25　黑变病（melanosis）

基底细胞空泡变性，基底层黑素颗粒轻度增加；真皮乳头层及血管周围见噬黑素细胞（图 4.25）。

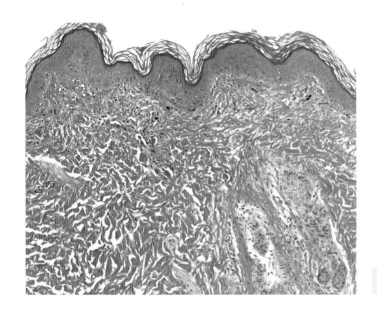

图 4.25　黑变病

4.26　黄褐斑（melasma）

表皮各层均可见黑素颗粒增加，以基底层为著，真皮层未见明显异常（图 4.26）。

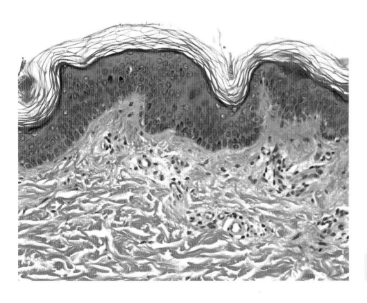

图 4.26　黄褐斑

4.27 硬皮病（scleroderma）

表皮轻度萎缩，真皮胶原显著硬化红染，排列紧密，与表皮平行，真皮浅层血管周围少量淋巴细胞浸润，胶原间稀疏黏蛋白沉积（图4.27）。

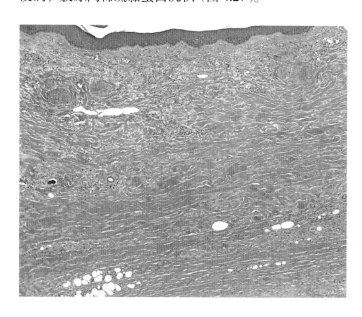

图4.27 硬皮病

4.28 疥疮（scabies）

角质层内见虫体结构，角化不全；真皮全层血管周围大量嗜酸性粒细胞、淋巴细胞、组织细胞等混合炎症细胞浸润（图4.28）。

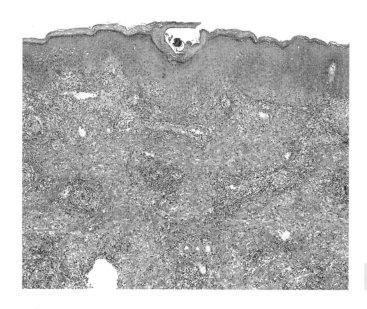

图4.28 疥疮

4.29　复合痣（compound nevus）

表皮突及真皮内均可见黑素细胞巢。真皮内由浅至深，细胞体积渐小，色素逐渐减少，成巢现象逐渐消失（痣细胞成熟现象）（图4.29）。

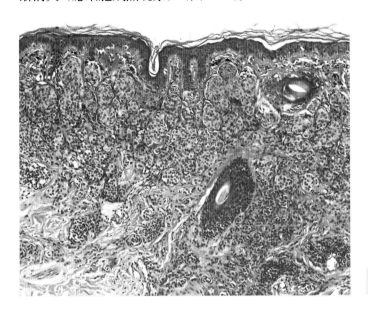

图4.29　复合痣

4.30　黑素瘤（melanoma）

表皮各层及真皮内均可见成巢的肿瘤细胞，细胞巢大小不一，且缺乏成熟现象；增生的黑素细胞多呈上皮样，胞质丰富，灰蓝色；瘤巢间及基底部可见噬黑素细胞，灶状淋巴细胞浸润（图4.30）。

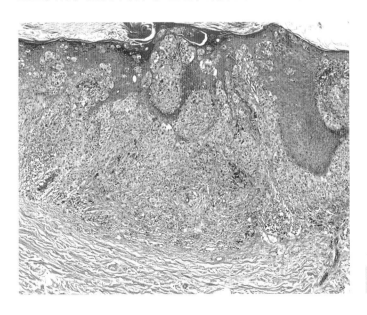

图4.30　**黑素瘤**

4.31 脂溢性角化病（seborrheic keratosis）

　　表皮显著增生，表皮突宽幅增生、融合，基底在同一水平（图4.31a）。棘细胞肥厚，增生细胞以基底样细胞为主，富含色素，可见多个假角质囊肿（图4.31b）。

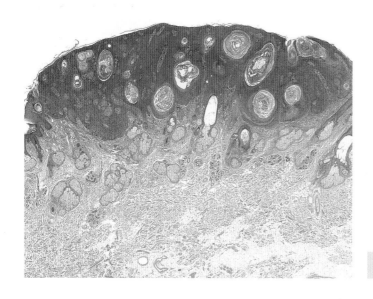

图4.31a　脂溢性角化病

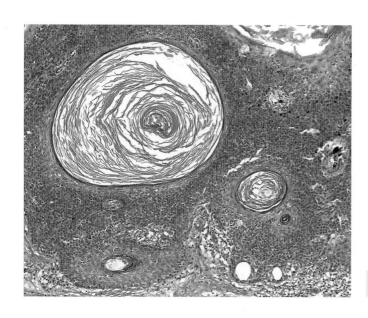

图4.31b　脂溢性角化病

4.32   光线性角化病（actinic keratosis）

　　角化过度、角化不全，表皮不规则增生，部分表皮突呈芽蕾状（图 4.32a）。高倍镜显示表皮下部不典型角质形成细胞增生，核深染，细胞排列紊乱；真皮浅层中等量淋巴细胞呈带状浸润，浅层胶原显著嗜碱性变（图 4.32b）

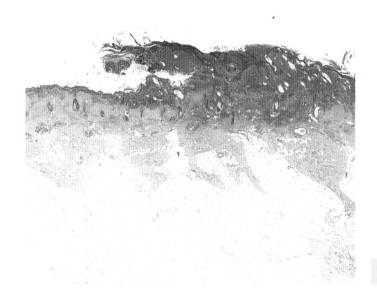

图 4.32a　光线性角化病

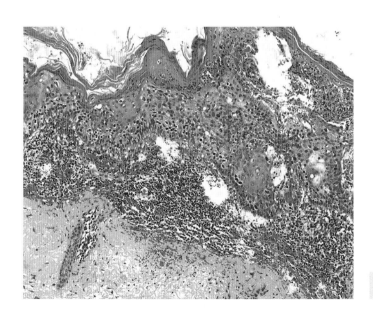

图 4.32b　光线性角化病

4.33　毛母质瘤（pilomatricoma）

　　真皮内大小不一瘤团，境界清楚（图 4.33a）。瘤细胞由影细胞、嗜碱性细胞和过渡细胞组成。瘤团中央为影细胞，胞质呈强嗜酸性，胞核消失，细胞边界清楚。瘤团周边为嗜碱性细胞，大小一致，二者之间为过渡细胞（图 4.33b）。

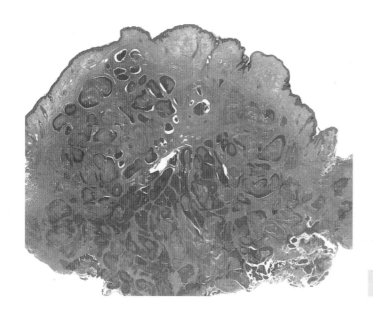

图 4.33a　毛母质瘤

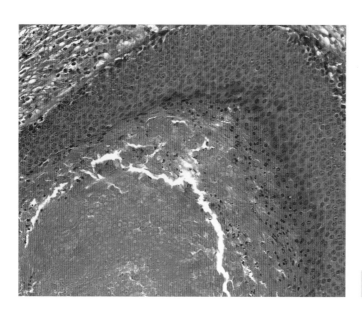

图 4.33b　毛母质瘤

4.34　汗管瘤（syringoma）

　　真皮内较多小囊腔、导管，以及圆形、椭圆形或蝌蚪状上皮细胞巢。胶原基质轻度增生，成纤维细胞增多（图 4.34）。

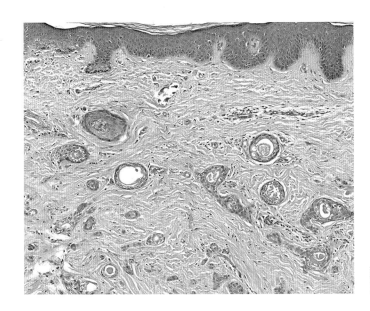

图 4.34　汗管瘤

4.35 汗孔瘤（poroma）

表皮向下宽幅增生（图 4.35a），瘤团周围无栅栏状排列，瘤团内出现导管分化，瘤细胞为均匀一致的汗孔细胞，较正常棘细胞小（图 4.35b）。

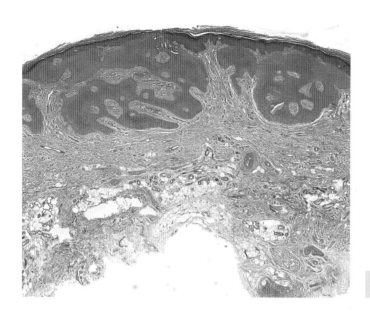

图 4.35a 汗孔瘤

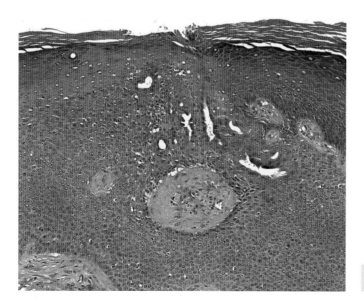

图 4.35b 汗孔瘤

4.36　表皮囊肿（epidermal cyst）

　　真皮内完整囊腔（图 4.36a），囊壁为复层鳞状上皮，可见较薄的颗粒层，囊腔内为层状排列的角质物质（图 4.36b）。

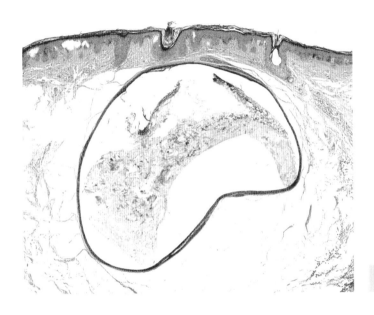

图 4.36a　表皮囊肿

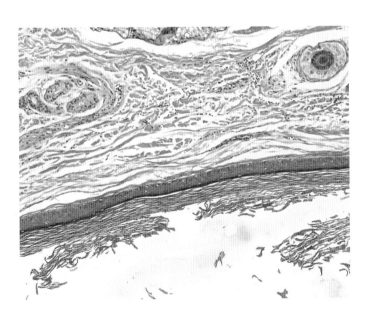

图 4.36b　表皮囊肿

4.37　黏液样囊肿（myxoid cyst）

致密角化过度，局部表皮萎缩变薄，下方真皮内大量黏蛋白沉积，周围胶原受压形成假性囊壁（图4.37）。

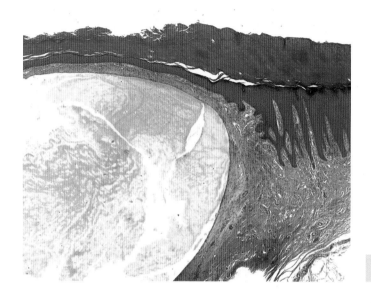

图 4.37　黏液样囊肿

4.38　皮肤纤维瘤（dermatofibroma）

表皮轻度增生，表皮突钝角样下延，基底层色素增加，真表皮交界处狭窄的正常胶原带；真皮内梭形成纤维细胞编织状增生，细胞无异型性，瘤团无包膜，边缘可见粗大红染的胶原纤维（图4.38）。

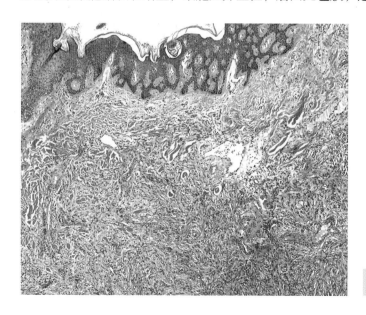

图 4.38　皮肤纤维瘤

4.39 隆突性皮肤纤维肉瘤（dermatofibrosarcoma protuberans）

同皮肤纤维瘤相比，本病境界更不清楚，浸润更深，可向皮下脂肪穿插生长，形成"蜂窝煤样"外观（图 4.39a）；增生细胞呈梭形，形态较单一，无明显有丝分裂相，部分见波纹状核（图 4.39b），免疫组化 CD34 呈弥漫阳性。

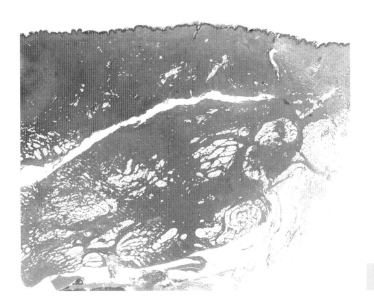

图 4.39a　隆突性皮肤纤维肉瘤

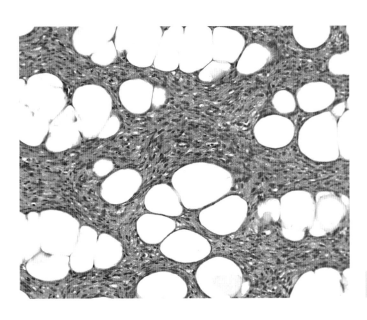

图 4.39b　隆突性皮肤纤维肉瘤

4.40 黄色肉芽肿（xanthogranuloma）

真皮内结节样组织细胞增生（图 4.40a），细胞胞质丰富，可见较多典型 Touton 巨细胞，并伴淋巴细胞浸润和胶原轻度增生（图 4.40b）。

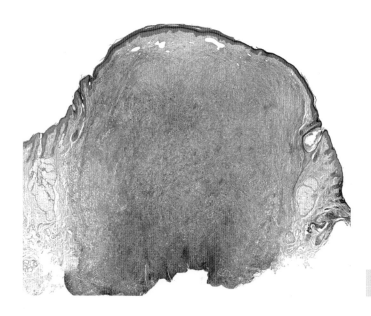

图 4.40a 黄色肉芽肿

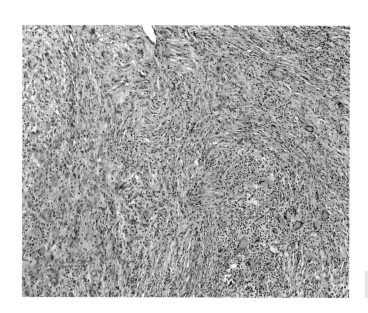

图 4.40b 黄色肉芽肿

4.41 色素性荨麻疹（urticaria pigmentosa）

表皮基底层色素轻度增加，真皮浅层带状细胞增生（图 4.41a），增生的肥大细胞形态均一，胞质丰富，伴少量嗜酸性粒细胞浸润（图 4.41b）。

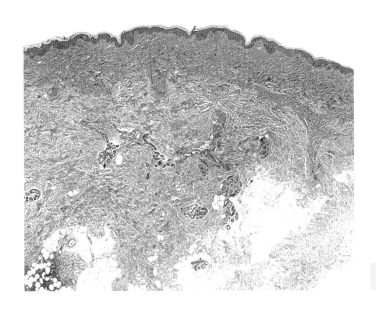

图 4.41a　色素性荨麻疹

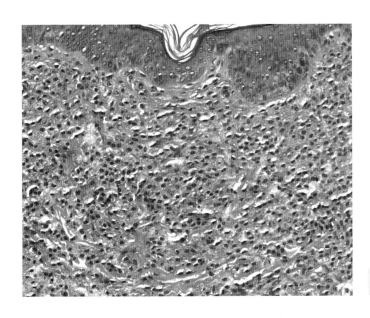

图 4.41b　色素性荨麻疹

4.42　鲜红斑痣（port wine stain）

真皮层广泛血管增生（图 4.42a），为扩张、充血的毛细血管和微静脉，管壁薄（图 4.42b）。

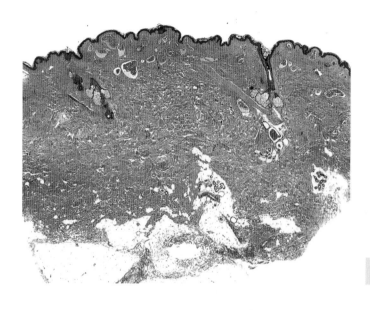

图 4.42a　鲜红斑痣

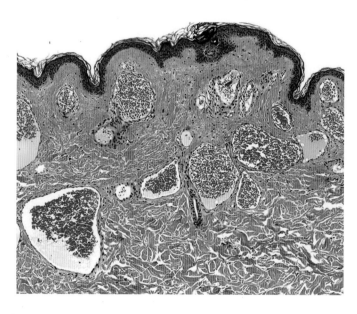

图 4.42b　鲜红斑痣

4.43　化脓性肉芽肿（pyogenic granuloma）

外生性结构，真皮内境界清楚的肿瘤团块（图 4.43a）。大量毛细血管及微静脉增生组成瘤团，少量淋巴细胞浸润，有明显纤维化间隔（图 4.43b）。

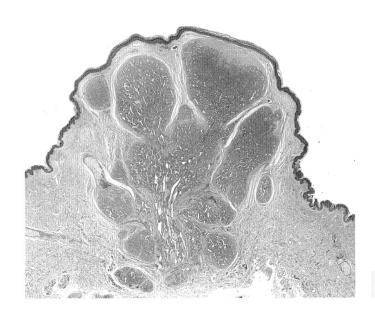

图 4.43a　化脓性肉芽肿

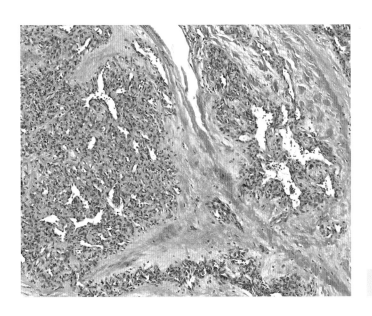

图 4.43b　化脓性肉芽肿

4.44 神经纤维瘤（neurofibroma）

　　真皮中、下部及皮下脂肪层弥漫细胞增生，境界不清（图 4.44a），增生细胞杂乱分布于胶原基质，核深染呈 S 形，胞质淡嗜酸性（图 4.44b）。

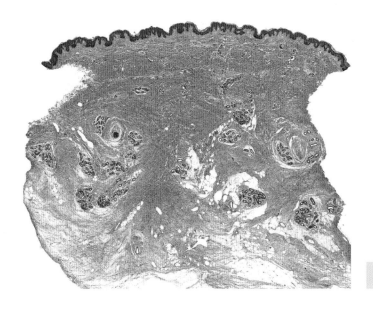

图 4.44a　神经纤维瘤

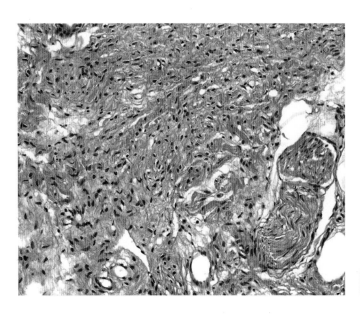

图 4.44b　神经纤维瘤

4.45 神经鞘瘤（neurolemmoma）

有纤维包膜的境界清楚瘤团，低倍镜可见致密细胞增生区和相对疏松淡染区（图 4.45a），致密增生细胞有 S 形核，胞质互相融合形成淡嗜酸性均一物质，胞核平行排列，即 Verocay 小体（图 4.45b）。

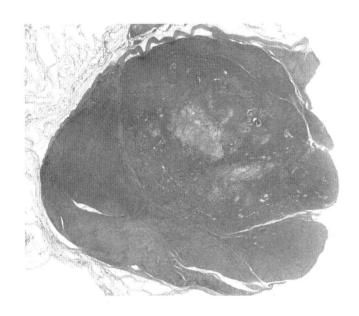

图 4.45a　神经鞘瘤

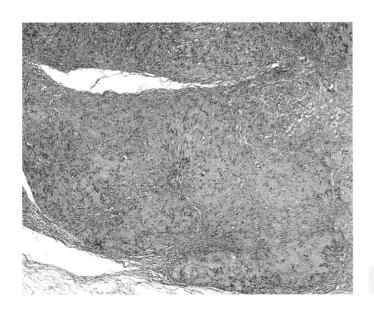

图 4.45b　神经鞘瘤

4.46   血管脂肪瘤（angiolipoma）

薄层纤维包膜的成熟脂肪细胞团块（图 4.46a），成熟脂肪细胞形成小叶，小叶间见胶原纤维分隔，小叶内见大量血管增生（图 4.46b）。

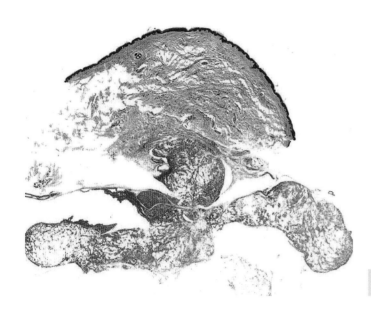

图 4.46a   血管脂肪瘤

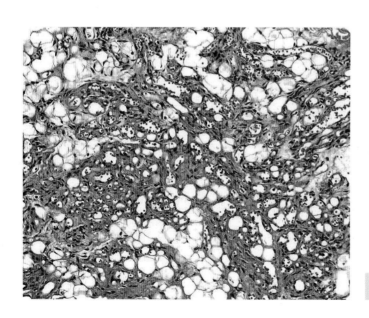

图 4.46b   血管脂肪瘤

4.47　平滑肌瘤（leiomyoma）

真皮内弥漫小片状细胞增生（图4.47a），增生细胞为梭形平滑肌细胞，细胞核长圆形，"雪茄样"外观，基质中少量黏蛋白沉积（图4.47b）。

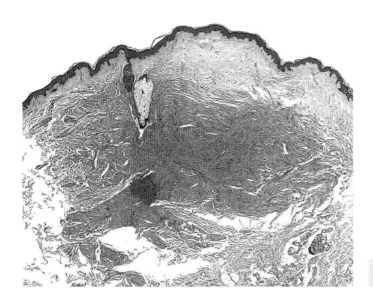

图 4.47a　平滑肌瘤

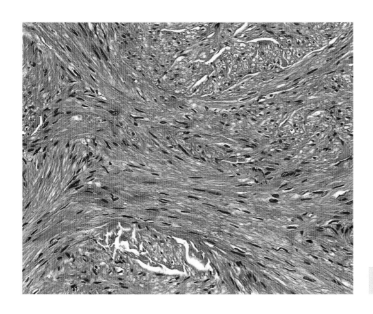

图 4.47b　平滑肌瘤

4.48　蕈样肉芽肿（mycosis fungoides）

　　表皮下部及真皮浅层片灶状淋巴细胞浸润（图 4.48a），瘤细胞核较大，染色质深，核周空晕，聚集形成 Pautrier 微脓肿（图 4.48b）。

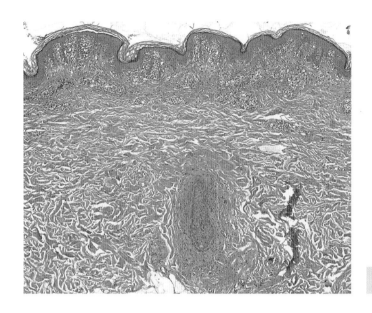

图 4.48a　蕈样肉芽肿

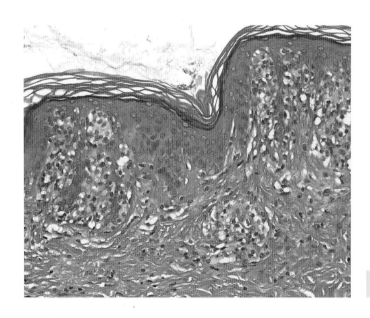

图 4.48b　蕈样肉芽肿

4.49　淋巴瘤样丘疹病（lymphomatoid papulosis）

　　真皮中、下部及皮下脂肪内细胞增生团块（图 4.49a），高倍镜显示在大量淋巴细胞和嗜酸性粒细胞混合浸润背景中，可见异型性明显的瘤细胞，胞质丰富，胞核呈空泡状，核仁大，散在或成小团状分布（图 4.49b）。免疫组化 CD30 阳性（图 4.49c）。

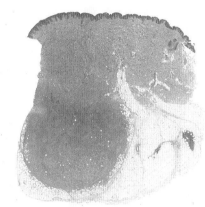

图 4.49a　淋巴瘤样丘疹病

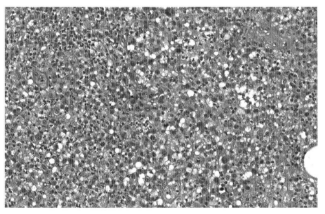

图 4.49b　淋巴瘤样丘疹病

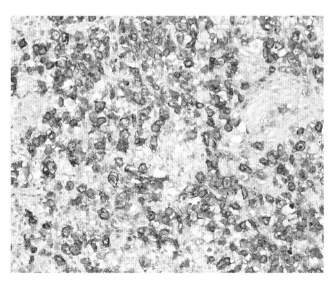

图 4.49c　淋巴瘤样丘疹病

4.50   乳腺癌皮肤转移（skin metastasis of breast cancer）

该例患者乳腺癌术后 7 个月余，患侧胸壁出现带状瘢痕样增生，光滑，质硬，无压痛。组织病理显示真皮内大小不等瘤团（图 4.50a），部分瘤团位于管腔内，细胞具有异型性（图 4.50b ）。

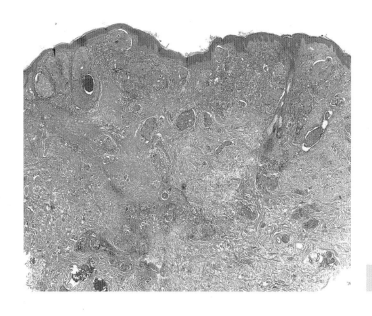

图 4.50a   乳腺癌皮肤转移

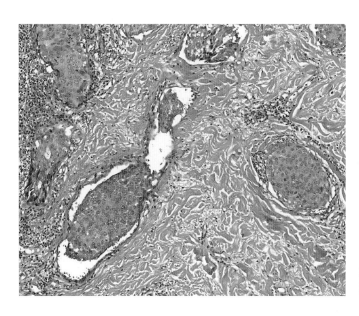

图 4.50b   乳腺癌皮肤转移

中英文索引

（Chinese-English index）

N

P

Q

R

英中文索引
（English-Chinese index）

29